本草纲目 125 种
养生中药图册

王良信 于 敏 编著

中国医药科技出版社

内容提要

近年来，随着中药养生知识的广泛传播，越来越多的人把中药作为食品，摆上普通百姓餐桌，作为美味佳肴。更有不少人把食疗作为防病、治病的辅助方法。本书介绍了中药的相关知识，并选择了《本草纲目》中125种中药，从《本草纲目》原文摘录和现代论述两个角度分别介绍了每种中药的性味、主治，便于读者进行对照。此外，还介绍了每种中药的别名、药材选购、储存方法和食疗方。本书可供中医药养生爱好者阅读参考。

图书在版编目（CIP）数据

本草纲目125种养生中药图册 / 王良信，于敏编著 . —北京：中国医药科技出版社，2017.1

ISBN 978-7-5067-8862-5

Ⅰ.①本… Ⅱ.①王…②于… Ⅲ.①中草药 – 食物养生 – 图集 Ⅳ.① R247.1-64

中国版本图书馆 CIP 数据核字 (2016) 第 305147 号

本草纲目 125 种养生中药图册

美术编辑　陈君杞
版式设计　大隐设计

出版　中国医药科技出版社
地址　北京市海淀区文慧园北路甲 22 号
邮编　100082
电话　发行：010-62227427　邮购：010-62236938
网址　www.cmstp.com
规格　710×1000mm ¹/₁₆
印张　16 ¹/₂
字数　182 千字
版次　2017 年 1 月第 1 版
印次　2018 年 3 月第 2 次印刷
印刷　三河市国英印务有限公司
经销　全国各地新华书店
书号　ISBN 978-7-5067-8862-5
定价　35.00 元

前言

中华文明灿烂辉煌，孕育了博大精深的中医药文化，从神农尝百草逐渐形成了本草文化，而承岐黄之医礼、集本草之大成，则为明代李时珍的《本草纲目》。英国进化论倡导者达尔文盛赞《本草纲目》一书为"中国古代医学百科全书"。

自《本草纲目》一书问世以来，便成为中国古代药学史上篇幅最大、内容最为丰富的巅峰之作。它囊括了古代药物学、医学病理学、植物学、动物学、农学、营养学、物候学、气象学等学科的知识，堪称国之重宝，世所难见。更为可贵的是，《本草纲目》收录了大量有关养生的药物和应用方法，其中有许多简便易行的医方，至今还在临床使用。

《本草纲目》全书 52 卷，收载中药 1892 种，收录药方 11096 种，插图 1110 幅。李时珍把所有品目分为 16 部，分别是水部、火部、土部、金石部、草部、谷部、菜部、果部、木部、服器部、虫部、鳞部、介部、禽部、兽部、人部。

《本草纲目》篇幅宏大，内容宏富，为了让其能有效地贴近普通读者的生活，我们选择了其中的 125 种中药，从《本草纲目》原文摘录和现代论述两个角度分别介绍了每种中药的性味、主治，便于读者进行对照。书中药材的编写顺序是按照《本草纲目》分类和名称编排的。此外，还介绍了每种中药的别名、药材选购、储存方法和食疗方。

特别需要说明的是，把中药作为养生的药膳和食疗品，要注意以下几个问题：

一、药膳和食疗是预防和治疗疾病的辅助手段，切不可完全依靠药膳和食疗治疗疾病。

二、药膳作为一种美味佳肴，是有一定保健功效的膳食。因此，它可以不定时地或视进餐情况食用，甚至可以作为招待客人的菜肴。药膳不是每天必须食用的。

三、食疗是一种辅助治疗某些疾病的方法，它和药膳的最大区别就是目的不同。食疗是以辅助治疗为目的，因此要按照规定，按时、定期、定量食用。

四、无论是药膳还是食疗，如果读者是针对某种疾病食用，建议首先要到医院确诊患的是否为这种疾病，切不可自己认为是某种疾病，就使用某种食疗方，这样往往会贻误病情。读者只有在确诊后，才可以选用食疗方，最好请有关中医师帮助读者选择食疗方。

本书中的药材图除作者拍摄外，还引用了中国医学科学院药用植物研究所陈君研究员、湖南中医药大学刘塔斯教授和吉林农业大学尹春梅教授提供的照片，在此一并表示感谢。

编者

2016 年 10 月

目录

第一章

第二章 草部（63种）

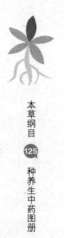

本草纲目 125 种养生中药图册

第一章　中药知识

一、中药的命名

日常生活中常常说到的"中药"，其实是中药和草药的合称。

1. 中药

中药一般是指在中医理论指导下临床应用的药物，包括我国医药经典著作中有记载并为中医使用的传统药物。中药包括中药材、中药饮片和中成药。中药饮片和中成药的原料都来自中药材。

（1）中药材

中药材是指可以供中医使用的原料药材，包括植物药材、动物药材和矿物药材。中药材主要是在药材市场流通，少量在药店出售。

市售中药材的种类一般是以品种计算，然而许多中药不是一种来源，而是多种来源，如中药黄芪来源于两种药用植物，即膜荚黄芪和蒙古黄芪；龙胆来源于四种药用植物，即条叶龙胆、粗糙龙胆、三花龙胆和坚龙胆。

（2）中药饮片

中药饮片是指将中药进一步加工炮制后制成的片、丝、块、段状药材，以方便煎汤饮服。药店出售的多是饮片。饮片一般用于中药汤剂的配伍，也可以单独使用。

（3）中成药

中成药是指按照一定的中药处方，经过药厂生产而成的丸、散、膏、丹以及片剂、针剂等药品，其使用的处方一般称为成方制剂。许多中成药是按照传统方剂制成的，如人参大补丸、银翘解毒丸、六一散、大活络丹等。

2.草药

草药是指民间的习惯用药，又称民间药，一般没有被收入传统医药典籍。但许多草药经过人们不断地开发、利用，也逐渐变成中药，如刺五加、绞股蓝等。

二、中药的分类

中药分为植物药、动物药和矿物药三大类。植物类中药按照药用部位和功效可分为以下几种：

1. 按药用部位分类

（1）根和根茎类：根类中药是指带根或带少许根茎或地上茎的药材，如人参、桔梗等。根茎类中药是指以变态的地下茎，包括根状茎、鳞茎、块茎和球茎做药材，以根状茎比较常见，如玉竹、百合、天麻、荸荠等。

（2）茎木类：茎木类中药是茎类中药和木类中药的总称。茎木类中药主要为木本植物的树干（如苏木）、茎藤（如大血藤）、茎枝（如桂枝）、茎翅（如鬼箭羽）和茎髓（如通草）等。

（3）皮类：皮类中药是指植物的树干皮或枝皮作为中药，如黄柏皮、杜仲皮、牡丹皮等。

（4）叶类：叶类中药一般是指以完整、成熟的干燥叶片作为中药，如侧柏叶、大青叶、番泻叶等。

（5）花类：花类中药是指以花、花蕾、花序或花的一部分作为中药，如槐花、槐米、菊花、番红花、红花等。

（6）果实、种子类：果实、种子类中药是指以成熟或不成熟的果实和种子作为中药，如五味子、砂仁、苦杏仁、决明子、白果等。

（7）全草类：全草类中药一般是指以草本植物地上干燥茎或肉质茎作中药，如益母草、蒲公英、麻黄等。

（8）菌藻地衣类：菌藻地衣类中药是指以藻类、真菌类和地衣类作为中药，如海藻、海带、冬虫夏草、灵芝、松萝等。

（9）树脂类：树脂类中药是指以植物体的分泌物作为中药，如安息香、没药等。

2.按中药功效分类

（1）发散风寒药：大多是温性药物，带有辛味，有发汗作用，多用于伤风感冒引起的怕冷、发热、头痛、无汗等症状。如麻黄、紫苏、防风、生姜、葱白等。

（2）发散风热药：大多是凉性药物，有发汗或透发的作用，适用于伤风感冒引起的发热、微怕冷、头痛或有汗等症状。如薄荷、蝉蜕、桑叶、菊花、木贼等。

以上两种药物统称为解表药。发散风寒药又称为辛温解表药，发散风热药又称为辛凉解表药。

（3）祛风湿药：多味辛而苦，大都有祛风湿、止疼痛的作用，有些药物还有舒筋活络、强壮筋骨的作用。如五加皮、威灵仙、苍耳、桑枝、乌梢蛇等。

（4）清热药：都是寒凉性的药物，以清解里热为主要作用，具有清热解火、燥湿、凉血、解毒、退虚热等功效。具有相同的药性与功效，而主治病证不同的清热药又可分为以下几种：

①清热降火药：如石膏、芦根、决明子、密蒙花、青葙子等。

②清热燥湿药：如黄芩、黄连、黄柏、龙胆、白鲜皮等。

③清热凉血药：如犀牛角、玄参、牡丹皮、赤芍、紫草等。

④清热解毒药：如金银花、蒲公英、板蓝根、鱼腥草、马齿苋、白头翁、山豆根、马勃、白花蛇舌草、绿豆等。

⑤清虚热药：如青蒿、白薇、地骨皮、银柴胡、胡黄连等。

（5）泻下药：均为寒凉性药物。有些带苦味，如大黄；有些带咸味，如芒硝。其主要功效为通便，用于治疗大便秘结不通等，如番泻叶、芦荟、

3

巴豆等。

（6）消食药：又称消导药，多是平性或温性，味甘或辛的药物，有健运脾胃、行气除胀、消积导滞的功效。适用于消化不良，食欲不振，胸腹饱胀，发闷，恶心，呕吐等症。如山楂、鸡内金、神曲、麦芽、莱菔子等。

（7）芳香化湿药：多为辛温香燥、性味芳香的药物，有健胃、化湿的功效。如苍术、厚朴、藿香、佩兰、草果等。

（8）利水渗湿药：大都是性平或性寒、味甘淡或带苦味的药物，有利尿作用。用于小便不爽，小便短小黄赤，尿道刺痛，黄疸，湿疹，咳嗽多痰，水肿等症。如茵陈、车前子、茯苓、泽泻、薏苡仁等。

（9）化痰止咳药：凡用于咳嗽、痰多、气喘等症的药物称为化痰药。其又可以分为3种：

①温燥化痰药：如胆南星、白芥子、皂荚、桔梗、旋覆花等。

②清热化痰药：如瓜蒌、贝母、胖大海、天竺黄、昆布等。

③止咳平喘药：如杏仁、款冬花、苏子、银杏叶、洋金花等。

（10）理气药：凡是能调理气分，疏通气机，消除气滞，平降气逆的药物称为理气药，又称行气药。如陈皮、橘络、枳壳、荔枝核、玫瑰花等。

（11）活血化瘀药：凡是能使血液运行通畅的药物称为活血化瘀药，一般具有辛味或苦味。用于治疗跌打损伤、瘀血肿痛、胸胁痛、痈肿疮疡、月经不调、痛经、经闭不通、关节肿痛、风湿痛等症。如红花、月季花、益母草、丹参、穿山甲等。

（12）止血药：凡能制止人体内外出血的药物称为止血药，有凉血止血、收涩止血、化瘀止血、温经止血等作用。如三七、大蓟、小蓟、仙鹤草、地榆等。

（13）补气药：是指治疗气虚的药物。中医认为，气虚是指人体本身元气的虚弱，即人体各个器官活动能力衰退，如体力衰弱，讲话气短，走路气急，四肢无力，疲乏困倦，食欲不振等症。如人参、党参、黄芪、山药、红枣等。

（14）补血药：是指治疗血虚的药物。中医认为，血虚的症状有面色萎黄、指甲苍白、头晕耳鸣、心悸、月经不调等。如地黄、何首乌、当归、阿胶、龙眼肉等。

（15）补阳药：又称壮阳药，具有补肾壮阳、补精益气、强壮筋骨等作用。适用于阳虚引起的肢冷体寒、阳痿、遗精、腰酸膝软、小便频数、遗尿、老年人气虚气喘等症。如肉苁蓉、鹿茸、锁阳、胡芦巴、韭菜子等。

（16）补阴药：又称滋阴药或养阴药，具有滋阴、生津的作用。适用于阴虚引起的身体虚弱、津液缺乏、口渴、舌红、舌苔少、头晕眼花、眼睛干涩、盗汗等症。如沙参、玉竹、百合、枸杞、鳖甲等。

（17）镇静安神药：是指具有镇静、安神、催眠作用的药物。适用于失眠，健忘，心悸，头晕，烦躁不安，胸闷忧郁等症。如酸枣仁、柏子仁、合欢花、夜交藤、琥珀等。

（18）收敛固涩药：一般性温、平，有收敛的作用。具有固表止汗、涩肠止泻、敛肺止咳、固精缩尿、收涩止带、收敛止血等作用。用于久病体虚、元气不固所致的自汗盗汗、久泻久痢、肠滑脱肛、久咳不止、遗精滑精、遗尿尿频、带下日久、失血崩漏等症。如五味子、乌梅、莲子、金樱子、鸡冠花等。

（19）祛寒药：也称为温里药，是指温热性的药物，有温里、散寒、暖胃、止痛的功效。用于身体内部受寒引起的胃肠冷痛、呕吐、泄泻等症。如肉桂、干姜、胡椒、小茴香、吴茱萸等。

三、中药的药性

中药之所以能够有治疗作用，是因为中药有本身的特性——药性。中药的药性主要包括四气五味、升降浮沉、归经、有毒无毒等，而其中最受老百姓关注的是中药的四气五味。

1. 四气

"四气"是指中药有寒、凉、温、热之分，也可以称为"四性"。其中，寒凉与温热是两种对立的药性，寒和凉两种药性相近，但寒冷于凉；温和热两种药性相近，但温次于热。这些药性是在我国古代长期用药实践中逐步认识和总结出来的。

中医认为寒性、凉性的药性是属阴性。它们具有清热降火、凉血解毒、清热除蒸、泻热通肠、清热利尿、消化痰热、清肝息风等作用。因此寒凉性药多用于治疗外感热病、高热烦渴、吐血衄血、阴虚发热、热结便秘、痰热喘咳等症。

中医认为温性、热性的药性是属阳性。它们具有温里散寒、暖肝散结、温肺化饮、温阳利水、补火助阳、回阳救逆等作用。因此温热药多用于治疗寒伤脾胃、脘腹冷痛、疝气冷痛、寒痰喘咳、阴寒水肿、肾阳不足、阳痿不孕、四肢厥冷等症。

2. 五味

"味"就是指药的滋味。"五味"就是指中药辛、甘、酸、苦、咸五种不同的滋味。辛，就是辛温（如生姜）或辛凉（如薄荷、冰片）的滋味。甘，就是甜的滋味，一般能调和药性的药物及滋补性的药物（如甘草、黄芪）都有甘味。酸，就是有酸味的药物，如山楂等。苦，就是有苦味的药，如黄连。咸，就是有咸味的药物。除此以外还有一种淡味。"淡味"就是淡而无味，因为淡味的药物没有明显的滋味，因此习惯上还是把中药称为无味。

中药由于有五种不同的药味，故也有不同的治疗作用，适用于不同的病证。我国最早的医书《黄帝内经》中指出："辛散、酸收、甘缓、苦坚、咸软"，对五味作了精确的判断和说明。

辛味药物有发散解表、行气消胀、活血散瘀的作用。中医用来治疗外感表证及气滞胀满、瘀血阻滞引起的疾病。辛味药多含有挥发油、皂苷及生物碱等有效成分。如薄荷、荆芥含有挥发油，具有发汗、解散、抑制病菌、镇静等作用。

甘味药有滋养补虚、调和脾胃、调和药性、缓急止痛的作用。中医用来治疗正气虚弱证，调和脾胃，缓和药物毒副作用及各种疼痛病证。甘味药多含糖类、苷类、氨基酸及蛋白质、脂肪等成分。如黄芪含黄芪甲苷，有强心、降压、利尿、保肝、抑菌、改善皮肤血液循环等作用。

酸味药有收敛固涩作用。中医用于治疗自汗盗汗，肺虚久咳，久泻滑肠，遗精滑精，遗尿尿频，崩漏下血，带下不止等病症。酸味药多含有有机酸和鞣质。如五倍子含鞣质，具有收敛止血、保护溃疡、解毒抑菌、消炎止泻的作用。

苦味药有清热泻火、泄降逆气、通泄大便、散寒燥湿、清热燥湿及泻火坚阴等作用。中医用于治疗气逆喘咳、呃逆呕吐、大便秘结、寒湿交阻、阴虚火旺等病症。苦味药多含生物碱、苦味质、苷类等。如黄连、黄柏含小檗碱，具有广谱抗菌、解热、利尿等作用。

咸味药有泻下通便、软化坚硬、清散结块的作用。中医用于治疗大便燥结、瘰疬瘿瘤、瘀血癥瘕、腹部包块等病症。咸味药多含钠、钾、钙、镁、铝、碘等无机物。如海藻、昆布含碘，可以防治缺碘性甲状腺肿。

3. 毒性

中药还有一个很容易被人们忽视的特性就是"有毒无毒"。大多数中药毒副作用小，安全系数大，但这并不等于中药没有毒副作用或毒性。事实上，许多中药均有一定的毒性，即老百姓常说的"是药三分毒"。而且有些中药毒性还非常大，极小剂量就会危及生命。因此，请读者一定注意，切不可掉以轻心。本书在以后的论述中会对每种中药的毒性加以说明。

四、中药的药膳与食疗

1. 药膳

药膳是食物加药物的一种膳食，又称"食补"，是指以药物和食物为原料，经过烹调加工制作成的具有食疗作用的膳食。是人们把一种中药加入到食物中，使口味不佳的中药和食物一起，做成美味佳肴。

药膳是将食物和中药结合，经过烹调，做成色、香、味、形俱佳，而且有益于健康，有利于预防疾病和康复，并有益寿延年效果的食物。它以传统的烹调方法，寓中药于食物之中，寓性于味。药膳可以增强人们的抗病能力，提高人体免疫力。药膳的最大特点就是根据中医理论的指导来制作的，不仅可以做补汤，还可以制成糕点、面食、粥品、茶饮和糖果等。

人们在选择药膳之前，要对中药药材的温、热、寒、凉四性和辛、甘、酸、苦、咸五味及其作用有一个基本的了解。如果人们对药材的药性不了解，使药材选择不当，不但无法达到进补强身的作用，还有可能会弄巧成拙。

药膳主要有以下特点：

（1）药膳的中药必须安全：目前人们发现，可以作为药膳食品的中药有近几百种。但根据卫生部的有关规定，必须是食药两用和可以用于保健食品的中药作为药膳最为可靠。在做每一种药膳时，要根据人们的不同体质和所患病症进行制作，这是药膳和食疗的精髓，也是和现代营养学不同的独特之处。

（2）药膳不是普通食物：药膳既不是一般的中药方剂，又有别于普通食物。它强调中药和食物合理调配，在药物或食物的配伍组方的基础上，按药物、食物的性质，有目的地进行选择、调配、组合，而不是随意的凑合。它是取药物之性，用食物之味，食借药力，药助食威的一类膳食。

（3）药膳不是药：药膳是以食物为主的膳食，仅配以少量药物来调节营养和口味。因此药膳是药借食味，食助药性，既能满足人们的食欲，又有一定的药理作用。但药膳只能起到养生防病、保养调理和辅助治疗的作用，绝不可作为治疗疾病的药物。

药膳不是食物与中药的简单叠加，而是在中医辨证配合膳食理论指导下，由药物、食物和调料三者做成的一种既有一定的药物功效，又可以增加食品美味，用以防病、强身、益寿的特殊食品。

2. 食疗

食疗是我国中医传统的一种辅助治疗疾病的方法。中医一直认为"医食同疗""药食同源"，认为食物和人所患的疾病及食用的药物有密切的关系。唐代著名医学家孙思邈在《千金方》一书中就说过："凡欲治疗，先以食疗，既食疗不愈，后乃用药尔"。说明先用食疗，既能起到治疗作用，又有保健功能。但同时也指出食疗不愈时，必须及时用药，否则会贻误时机，使病情恶化。

食疗是以治疗疾病为主，因此它不是食品，而是药品，只不过在药品中加入我们日常食用的食品。食疗不太顾及食味，也不强调色、香、味，因为其目的是治疗疾病。食疗方中往往不加盐等调料。

五、中药真伪识别

我国中药种类繁多，产区广泛，应用历史悠久，有许多宝贵的治疗经验。然而由于中药种类繁多，历代本草书籍记载不同，地区用语、使用习惯不同，加上混用品、习用品的使用，民间药的大量开发利用以及中药外观形态常常相似等因素，中药常常会出现"一名多物"（同名异物）和"一物多名"（同物异名）现象。例如"白头翁"这一名称，就有20余种植物都称作白头翁，造成"一名多物"，而正品白头翁是毛茛科白头翁的根，其他如菊科鼠曲草的全草、大丁草的根、唇形科筋骨草的全草、蔷薇科委陵菜、翻白草的根、毛茛科野棉花、打破碗花花的根都叫作白头翁。再如中药连钱草则有活血丹、金钱草、金钱薄荷、落地金钱、肺风草、十八缺等名称，这就是"一物多名"。正是由于中药有"同名异物"和"同物异名"现象，中药常常出现混用品、习用品。

另一方面，由于采挖药材人员对中药不熟悉，误将某种植物当作中药采收，造成伪品的出现。但这仅是伪品出现的少数情况，更多的是某些不法分子出于利益驱使，有意制造伪品，使市场上一些名贵药材及紧缺药材出现大量伪品。因此，读者在购买和采集中药时，一定要学会辨别真伪。辨别中药的真伪主要应该掌握以下知识：

1. 混用品、习用品和伪品

混用品是指各地将本地区的相似药用植物作为同一种药材使用的中药。例如中药枸杞的正品为宁夏枸杞，但同属植物甘枸杞、西北枸杞在西北地区也作为枸杞使用。

习用品是指由于各地用药习惯不同，而把不同的原植物作为同一种中药使用的。如中药紫花地丁的正品为堇菜科的紫花地丁，而东北地区把东北堇菜、华南地区把戟叶堇菜均当作紫花地丁使用。

伪品是指不符合《中华人民共和国药典》和《地方药品标准》规定或不是民间习惯使用的中药种类而言。它们一般没有该种中药的治疗效果。有些伪品根本就不是中药，而是人为加工的产品。伪品出现主要有以下原因：

（1）误种误采：由于缺乏认识中药和鉴别中药的知识，种植者将非正品中药当作正品种植、养殖、采收或销售。如将水防风当作防风种植，将圆叶蜀葵作为黄芪采挖等。

（2）以假充真：一些不法分子有意将非正品中药冒充正品药材出售或以某种非药用植物（动物）冒充真品，或直接人工制作伪品。例如把黄花草木樨当作黄芪出售，将淀粉做成价格昂贵的冬虫夏草，以小生晒人参冒充西洋参，以马铃薯伪作天麻等。

2. 中药的真伪鉴别方法

中药的真伪鉴别有许多种方法，包括传统鉴别方法、显微鉴别方法、理化鉴别方法和现代技术鉴别方法。

传统鉴别方法也称为性状鉴别方法，是通过人的感觉器官来进行鉴别。主要依据中药的性状特征，通过看、摸、闻、尝、水试、火试等方法来鉴别。这些性状特征包括药材的形状、大小、色泽、表面、质地、横断面、气、味等。

这种方法简单易行、术语形象生动，而且往往被编成口诀，易懂、易于记忆，是很好的鉴别方法。但是由于它是根据经验进行鉴别，往往需要师传口授，并且要经过多年的实践才能掌握。读者如果对某一和某些中药感兴趣，则可以通过多次实践而熟练。

六、中药的保存

家庭保存中药主要是防止霉变和虫害。许多中药购买或采集后，虽然已经干燥，但在贮藏时，药材还会吸收水分，因此必须放在干燥的地方，如果长时间不用，最好经常检查和晾晒。有些药材虽然是在干燥条件下保存，但由于在药材内部有虫卵生存，时间一久就会出现虫蛀现象。如黄芪、桔梗多有此现象，最好把它们放在密封的容器和塑料袋内。

第二章　草部（63种）

甘草

别名：甜草根、红甘草、粉甘草、粉草。

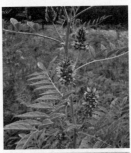

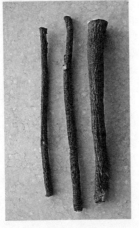

甘草为豆科植物甘草、胀果甘草或光果甘草的干燥根。春、秋二季采挖，除去须根，晒干。

■ **本草纲目摘录**

[性味] 甘，平，无毒。

[主治] 五脏六腑寒热邪气，坚筋骨，长肌肉，倍气力，金疮㾦，解毒。久服轻身延年。解小儿胎毒惊痫，降火止痛。

■ **现代论述**

[性味] 甘，平。

[功效与主治] 有清热解毒、润肺止咳、调和诸药的功效。炙甘草能补脾益气。适用于咽喉肿痛，咳嗽，胃及十二指肠溃疡，肝炎，癔症，痈疖肿毒，药物及食物中毒等。

由于其有调和诸药的功效，因此中医有"十方九甘草"之说。

● **药材选购**

商品以身干、皮细而紧、外皮颜色微红棕色、横断面黄白色、质地坚硬、体重、粉性足者为佳品。

● **储存方法**

放在通风阴凉处即可，防霉变、防虫蛀。

》**食疗方**

1. **甘草莲子饮**：甘草15克，莲子50克。

将甘草洗净、切段，莲子洗净，泡软后去掉莲心，放入锅内，加入适量清水，大火烧沸，再用文火炖30分钟，捞出甘草，加入少量白糖，即可饮用。

💚 适用于咳嗽，泄泻，遗精，白带，烦躁不安，体虚，乏力等。

2. 甘草薄荷茶：甘草3克，薄荷9克。

将甘草和薄荷分别洗净，甘草切片，一起放入杯内，用开水冲泡，可作为代茶饮。

💚 适用于夏感暑热，头昏，发热，咳嗽痰多，口渴等。

3. 甘草粥：甘草15克，大米100克。

将甘草洗净、切段，放入锅内，加适量清水，放在大火上煮沸，再用文火炖30分钟，捞出甘草。将大米淘净放入锅内，加水，并将甘草汁倒入锅内，熬成粥，即可食用。

💚 有补脾益胃的功效。但实证、中满者忌用。高血压病、浮肿者慎用。

4. 甘草大枣汤：甘草10克，小麦100克，大枣10枚。

将甘草洗净，放入锅内煮30分钟，捞去甘草，在甘草水中加入小麦和大枣，再加入适量清水，煮至小麦烂熟成粥，即可食用。

💚 有养心安神、和中缓急的作用。对于精神烦躁者更为适宜。

5. 甘草绿豆汤：甘草10克，绿豆100克。

将甘草洗净、泡软，切成薄片，绿豆洗净，一起放入锅内，加入适量清水，大火煮沸后，再改用文火煮至绿豆熟烂，即可饮用。

💚 适用于夏天消解暑热和药物中毒急救。如中毒严重者，服用后必须到医院抢救。

6. 甘草菊花饮：甘草10克，菊花100克。

将甘草洗净、切片，菊花洗净，放在锅内，加入适量清水，先浸泡30分钟，再烧开，煮沸10分钟后捞出甘草，即可饮用，以趁热饮用为宜。每剂分3次饮完。

💚 有清热解毒的作用，适用于疔疮肿毒患者。

黄芪

别名： 戴椹（古名）、王孙、黄耆、绵芪、北芪、东北黄芪。

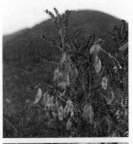

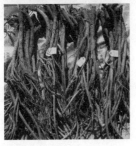

黄芪为豆科植物蒙古黄芪或膜荚黄芪的根。春、秋两季采挖，除去须根，晒干。

本草纲目摘录

[性味] 甘，微温，无毒。

[主治] 痈疽久败疮，排脓止痛，大风癞疾，五痔鼠瘘，补虚，小儿百病。

现代论述

[性味] 甘，微温。

[功效与主治] 有补气固表、托毒生肌、利水退肿的功效。适用于气虚体弱，倦怠乏力，自汗盗汗，气短心悸等症。

● 药材选购

药材为圆柱形，表面灰白色或淡褐色。质硬而韧，断面外层白色，中间淡黄色或黄色，有粉性。味甘，有豆腥味。

商品以条粗大、皱纹少、质地坚硬而绵韧、粉性足、味甜者为佳品。

● 储存方法

放在阴凉干燥处储存，防霉变、防虫蛀。

》食疗方

1. **黄芪粥：** 黄芪20克，大米100克。

将黄芪洗净、切段，加入清水400克，在锅内预先煎煮30分钟，捞出黄芪，留汁备用。将大米淘净，放入黄芪水中，再加水300克，煮沸后，改用文火煮至大米熟透，即可食用。食用时可适当加入少许红糖，宜在午餐时食用。禁食油腻厚味、辛辣食物或发物。

2.黄芪羊肉汤：黄芪30克，羊肉250克，黄豆50克。

将黄芪洗净、泡透、切段，羊肉切块，在开水中稍煮后捞出，备用。将黄豆事先泡胀，备用。在锅内加入适量清水，把黄芪片、羊肉和发好的黄豆一起放在锅内，待煮沸后，改用文火烧至羊肉烂熟，即可食用。

3.黄芪枸杞乳鸽：黄芪50克，枸杞25克，新鲜乳鸽1～3只。

将黄芪洗净、切片，枸杞洗净。将新鲜乳鸽洗净，去掉内脏和鸽爪，在沸水中稍煮后捞出，把黄芪片和枸杞放入锅内，加入调料（葱段、姜片、精盐、料酒，但不能过咸）和适量清水，再把乳鸽放入。大火烧沸，改用文火炖至乳鸽熟烂，即可食用。

4.黄芪鸡：黄芪50克，鸡1只（如有乌骨鸡更好）。

将黄芪洗净、切片，鸡去毛及内脏。将黄芪片放入鸡肚内，加入适量清水，稍加调料（不宜放姜片、料酒，只放少量精盐即可），大火烧沸，改用文火炖至鸡肉熟烂，即可食用，在饭前食用为好。

🌿适用于妇女月经不调，白带过多，痛经，血虚，头痛头晕，慢性肾炎等症。黄芪鸡有明显的补益作用，身体虚弱者食用效果极佳。作者曾推荐给身体虚弱的女性（尤其是中青年女性），效果明显。

5.黄芪茶：将黄芪切片，或购买黄芪饮片，每日10～20片黄芪，用开水冲泡，代茶饮，可以作为饮料频饮。

🌿适用于夏日多汗，乏力。

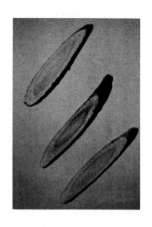

人参

别名： 山参、园参、高丽参、棒槌、神草。

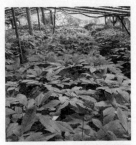

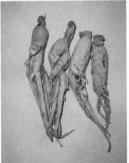

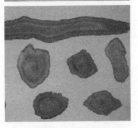

人参是五加科植物人参的干燥根及根茎。其有野生人参（习称"野山参"）和栽培人参（习称"园参"）两种。野生人参目前已很少见，并列为国家一级保护植物，不允许采挖。

■ 本草纲目摘录

[性味] 甘，微寒，无毒。

[主治] 补五脏，安精神，定魂魄，止惊悸，除邪气，明目开心益智。久服轻身延年。治男妇一切虚证，发热自汗，眩晕头痛，反胃吐食，痃疟，滑泻久痢，小便频数、淋沥不尽，劳倦内伤，中风中暑，痿痹，吐血，嗽血，下血，血淋，血崩，胎前、产后诸病。

■ 现代论述

[性味] 甘、微苦，微温。

[功效与主治] 有大补元气、健脾益肺、固脱生津、安神益智的功效。适用于劳伤虚损，久病气虚，疲倦无力，食少无力，反胃吐食，气短喘促，心悸健忘，口渴多汗，眩晕头痛，肾虚阳痿，虚脱以及一切气血津液不足之症。

● 药材选购

鲜参：芦头极短，多不弯曲，芦碗疏生在芦头上。主根多为圆柱形，质地较疏松；横纹粗而浅，不连续，上、下部均有。参腿多而短，参须多而短，交错散乱，质地较脆，珍珠疙瘩不明显。

生晒参：外形呈圆柱形或纺锤形，保留有灰黄色的外皮。参体有明显皱纹，上端有环纹，横断面灰白色，有菊花纹，腿短而弯曲，体坚实，体香特异，味甘、微苦。

商品以黄白色、体坚实、皮细有皱纹、横断

面色白、折断时无声、没有须根者为佳品。

● **储存方法**

放在干燥处储存，防霉变、防潮、防虫蛀。

》食疗方

1.**人参花**：是一种比较好的滋补品，不但可以生食，而且可以制成参花品。

将人参花摘下，用清水洗净，放在容器内加入适量清水煎煮，一边煮一边加水，煮到汤水变成黄色、参花无甘味为好。滤去残渣，再将参花水用小火加热，使其浓缩，再加白糖，混合均匀制成小颗粒，即可食用。服用时，可以用白开水冲服。

2.**人参叶**：人参的绿色枝叶性味清香，能生胃津，祛暑气。但在食用时，每次只能摘取1个复叶上的1片小叶食用。

🌿 长期坚持食用可以起到滋补强壮的作用，特别适合老年人食用。

3.**人参**：鲜人参最常用的食用方法就是泡酒饮用。

将人参洗净，用细线将芦头系好，放在透明的玻璃瓶中，使人参在瓶中直立，这样既美观又实用。一般1支20克的人参可泡酒1～2斤，待酒饮用完毕，可以将人参取出食用，不能继续添加白酒。将1支人参长期浸泡是没有作用的。

人参除了泡酒饮用外，还可以采用以下方法食用：

（1）人参洗净，水煎服用。

（2）人参洗净，放在锅里，加入适量清水和白糖共煮，制成糖参服用。

（3）人参洗净，用蜂蜜制成人参蜜饯。人参蜜饯呈深红色，味甘美。

（4）人参洗净、切片，放在沙泥壶中，用沸水沏泡饮用。

4.**人参黄芪粥**：人参3克，黄芪25克，大米120克。

将人参和黄芪洗净，切成薄片，用纱布包好，在锅内放入适量清水，再把纱布包放入锅内，煎煮1小时，把大米淘净，放入锅内，加入适量清水，将粥煮熟，即可服用。

🌿 有补气、强志、健身的作用。适用于虚弱症状的患者，特别适于老年人食用，有抗衰老、养颜的作用。

5.**参杞鸡**：人参5克，枸杞10克，肉鸡1只。

将肉鸡洗净，人参洗净、切段

后放入鸡体腔内，枸杞洗净，放入锅内，加入适量清水，大火烧沸后，改用文火，加入调料（精盐、料酒，不要放葱和姜），待鸡煮熟后即可食用。

🌿有补中益气的作用。适用于体虚、消瘦和年老体弱者。

6.人参核桃饮：人参4克，核桃仁20克。

将人参洗净，切成薄片，核桃仁洗净，一起放进锅内，加入适量清水，在大火煮沸后，改为小火煮1小时，放凉后即可食用。

核桃仁含40%～50%的脂肪，还含有钙、磷、铁、胡萝卜素、维生素 B_2、维生素 E 等成分，具有强肾补脑的功效，可以使人长寿。核桃仁和人参制成饮料，就更具有补气养身、益肾补脑的功效。健康人经常食用能增强人体免疫力，乌发固齿，健美长寿。

🌿适用于气短，自汗，面色萎黄，形体羸瘦等症。

7.参枣肉：人参3克，山药30克，大枣15枚，瘦猪肉500克。

将人参洗净、烘干，用粉碎机将人参粉碎。山药润透，切成薄片。大枣洗净，去掉枣核。猪肉洗净后，

在沸水内轻煮，去掉腥气和废沫，切成1～2厘米见方的肉块。将猪肉、山药、大枣、葱、姜和料酒同时放入锅内，加入适量清水，用大火煮沸后，改用文火炖至猪肉完全熟透，将人参粉末加入，再烧开一会儿，加入适量精盐、胡椒粉调味，即可食用。

🌿有补气生津、补脾、滋阴润燥、补中益气的作用。适用于元气不足，脾胃虚弱，津少血亏，神衰不安等症。

8.人参薯蓣糕：人参3克，山药10克，莲子5克，茯苓5克，糯米粉1000克。

将人参、山药、莲子（去芯）、茯苓碾成碎末，加入糯米粉、适量白糖，再加水和成面团，制成糕状，在大火上蒸30分钟，待米糕熟透，即可食用。

🌿有健脾胃、补元气的作用。适用于脾胃虚弱，不思饮食等症。

9.人参莲子汤：人参10克，莲子15枚，冰糖10克

将人参洗净、切片，莲子泡好，剥去莲子内芯，放入适量清水，大火煮沸，再用文火熬煮，待莲子熟后，加入适量冰糖，即可食用。

🌿适用于病后体虚、气弱、少食、疲倦无力者。亦可作为保健饮料服用。

沙参

别名： 南沙参、泡参、泡沙参。

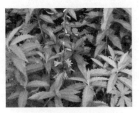

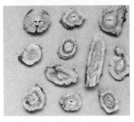

沙参为桔梗科植物轮叶沙参和杏叶沙参的根。秋季刨采，除去地上部分及须根，刮去粗皮，即时晒干。

■ 本草纲目摘录

[性味] 苦，微寒，无毒。

[主治] 血结惊气，除寒热，补中，益肺气。疗胸痹，心腹痛，结热邪气头痛，皮间邪热，安五脏。久服利人。清肺火，治久咳肺痿。

■ 现代论述

[性味] 甘，微寒。

[功效与主治] 有清热养阴、润肺止咳的功效。适用于气管炎、百日咳、肺热咳嗽、咯痰黄稠等症。

● 药材选购

药材沙参根呈圆柱形或圆锥形，有的弯曲或扭曲，少数 2～3 分枝。表面黄白色或淡棕黄色，较粗糙，有不规则扭曲的皱纹，上部有细密横纹。顶端芦头单个，稀多个。质地硬脆，易折断，折断面不平坦，类白色，多裂隙，体松泡。

商品以身干、色白、粗细均匀肥壮者为佳品。

● 储存方法

放在通风干燥处贮藏，防霉变、防虫蛀。

》食疗方

沙参粥： 沙参 15 克（或鲜沙参 30 克），大米 50 克。

将沙参洗净、切片，大米洗净，一起放入锅内，加入适量清水，煮沸后，改用文火，待粥熟烂，加入适量冰糖，即可食用。

有润肺养胃、养阴清热、祛痰止咳的功效。适用于肺热咳嗽，干咳无痰，久咳声哑，津少口渴等症。

桔梗

别名： 明叶菜、包袱花、铃铛花、道拉基（朝鲜语）。

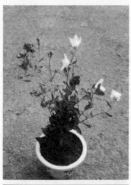

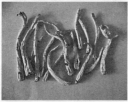

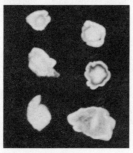

■ **本草纲目摘录**

[**性味**] 辛，微温，有小毒。

[**主治**] 胸胁痛如刀刺，腹满肠鸣幽幽，惊恐悸气。利五脏肠胃，补血气，除寒热风痹，温中消谷，疗喉咽痛，下蛊毒。口舌生疮，赤目肿痛。

■ **现代论述**

[**性味**] 苦、辛，平。

[**功效与主治**] 有宣肺、祛痰、利咽、排脓的功效。适用于咳嗽多痰，胸闷不畅，咽喉肿痛，声音嘶哑等症。

● **药材选购**

南桔梗指产于安徽、江苏、浙江等省的桔梗。根呈顺直的长条形，去净粗皮及细稍，表面白色。体坚实。横断面皮层白色，中间淡黄色。

北桔梗指产于东北、华北地区的桔梗。根呈纺锤形或圆柱形，多细长弯曲，有分枝，去净粗皮，表面白色或淡黄白色。体松泡。断面皮层白色。

商品以条肥大、质地坚实、色白、味苦者为佳品。

● **储存方法**

放在通风干燥处储存，防潮、防虫蛀。

桔梗为桔梗科植物桔梗的根。秋季采挖，除去须根，刮去外皮，放清水中浸2～3小时，切片，晒干生用或炒用。

》食疗方

1. **桔梗咸菜：** 新鲜桔梗500克。

将新鲜桔梗洗净后，放在清水中浸泡24小时，捞出后用手撕成细丝（最好不要用刀切，因为刀切后，腌渍的味道不够鲜美），挤出多余的水分（大约去掉30%水分，不可过多，否则会干而无味），放入容器内，加适量酱油，同时将辣椒粉、芝麻、味精和白糖混合拌匀，加入容器内，和桔梗丝拌匀，一般7天后即可食用。

🌿 有开胃、祛痰止咳的作用。健康人一般作为优良咸菜食用。也适用于外感咳嗽、咽喉肿痛的患者。该咸菜为东北地区朝鲜族喜食的小菜，称桔梗咸菜，颇受欢迎。

2. 桔梗瓜菜： 新鲜桔梗150克，黄瓜100克。

将桔梗洗净，放在清水中浸泡1小时，捞出后切成薄片，加食盐腌制，待盐进入体内，即可捞出，去掉水分，放在盘中。将黄瓜洗净、切片，加入少量食盐稍加腌渍，挤去水分，和桔梗混在一起，加入味精、香油，拌匀后，即可食用。

🌿 健康人可作为凉菜食用。有清热解毒、开宣肺气的作用。适用于外感咳嗽，咽喉肿痛等症。

🌿 桔梗腌菜虽然好吃，但不可多食，多食可能引起恶心呕吐。咳血患者禁服，脾胃虚弱者最好慎服。

3. 炒桔梗苗： 桔梗幼苗在东北习称明叶菜或四叶菜。春季桔梗幼苗出土后，趁嫩采掐幼苗上部，洗净、切段，即可炒食，味道鲜美。

4. 桔梗汤： 将桔梗幼苗（明叶菜）略炒，加入调料（精盐、鸡精），加入适量清水，煮沸，再用大火煮5～10分钟，即可食用。此汤味道极鲜美可口。

5. 桔梗烧肉： 桔梗20克，猪肉250克。

将桔梗洗净、泡软后切片。猪肉洗净、切片，在锅内稍加煸炒，加入精盐、料酒、葱段、姜片、少量白糖继续煸炒，放入桔梗片，加入适量清水，烧至烂熟，即可食用。

🌿 适用于阴虚燥咳，咳嗽多痰，体虚，气虚乏力等症。

6. 桔梗茶： 桔梗10克，蜂蜜适量。

将桔梗洗净、切片，放入杯中，加入适量蜂蜜，用沸水冲泡20分钟，即可饮用。如怕茶凉，可适当加温。

🌿 有化痰、利咽的作用。适用于慢性咽炎、干咳患者。

黄精

别名：老虎姜。

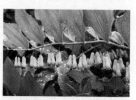

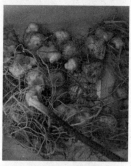

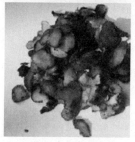

黄精为百合科植物黄精、滇黄精或多花黄精的根茎。春秋二季采挖，洗净，置沸水中略烫或蒸至透心，干燥，切厚片用。

■ **本草纲目摘录**

[性味] 甘，平，无毒。

[主治] 补中益气，除风湿，安五脏。久服轻身延年不饥。补五劳七伤，助筋骨，耐寒暑，益脾胃，润心肺。

■ **现代论述**

[性味] 甘，平。

[功效与主治] 有补气养阴、健脾、润肺、益肾的功效。适用于脾胃虚弱，体倦乏力，口干食少，肺虚咳嗽，经血不足，内热消渴等症。黄精质润多液，性较滋腻，咳嗽多痰者不宜选用。

● **药材选购**

大黄精：药材呈肥厚肉质结节块状，长10厘米以上。表面淡黄色至黄棕色，周围可见环节，具皱纹和须根痕。质地坚硬而柔韧，不易折断。横断面角质，黄白色。嚼之有黏性。

鸡头黄精：药材呈结节状弯柱形，长3～10厘米，结节呈圆锥形，常有分枝，表面黄白色，半透明，有纵皱纹。

姜形黄精：药材呈长条结节状，长短不等，常数个块状结节相连。表面灰黄色，粗糙。

商品以块大、黄色、横断面角质、透明、质地润泽者为佳品。味苦者不能药用。

● **储存方法**

放在通风干燥处储存，防潮、防霉变、防虫蛀、防尘。

≫ 食疗方

1. 黄精粥：黄精 30 克，大米 100 克。

将黄精洗净、切片，大米淘净，一起放入锅内，加入适量清水，大火烧沸后，改用文火熬煮至大米烂熟，即可饮用。如喜甜食，可适量加入冰糖或红糖。

🌿 有滋阴补脾、润肺的作用。健康人食用有预防脑动脉硬化和防止脂肪肝的作用。适用于体虚食少，倦怠无力等症。

2. 黄精炖柴鸡：黄精 100 克，柴鸡 1 只（1000～1500 克）。

将黄精洗净，柴鸡洗净，去掉内脏，在沸水中稍煮，去掉淤血浮沫，捞出后和黄精一起放入锅内，加入调料（料酒、精盐、葱段、姜丝、白糖），大火烧沸后，改用文火炖至鸡肉熟烂，即可食用。

🌿 有补中益气、润肺补肾的作用。健康人经常食用有强身健体、润肺、乌发的作用。适用于体倦乏力，精神不佳，风湿头痛等症。

3. 黄精炖猪肉：黄精 50 克，瘦猪肉 500 克。

将黄精洗净、切片，猪肉洗净，切成滚刀块，放入沸水中，烧开后，去掉淤血浮沫（或者重新换水），再把黄精放入锅内，加入调料（料酒、葱段、姜片、精盐、鸡精）和适量清水，大火烧沸后改用文火，炖至猪肉熟烂，汤稍收，即可食用。

🌿 有滋补作用。适用于肾虚精亏，脾胃虚弱，病后体弱，产后血虚，便秘等症。

4. 黄精鸡蛋煮挂面：黄精 15 克，黄瓜 50 克，胡萝卜 50 克，鸡蛋 1 个，挂面 100 克。

将黄精洗净、切段，黄瓜、胡萝卜洗净、切片，鸡蛋打入碗中搅拌后，在炒锅煎炒鸡蛋，待鸡蛋两面煎黄时，加入调料（蒜瓣、葱段、姜丝）和高汤，再把黄精、黄瓜、胡萝卜放入锅内，煮沸后改用文火煮 20 分钟，加入适量清水、精盐、胡椒粉和鸡精，将挂面下入锅中煮至熟烂，即可食用。

🌿 有调节血糖、血脂的作用。适用于糖尿病患者。

5. 黄精枸杞酒：黄精 50 克，枸杞 250 克，白糖 100 克，白酒（50 度）1500 克。

将黄精、枸杞洗净，和白糖一起放入酒瓶内，密封 15 天，即可饮用。

🌿 有滋肾益肝、补髓益脑作用。适用于老年人肝肾不足、痴呆健忘、腰膝酸软、虚弱羸瘦等症。

玉竹

别名： 萎蕤、铃铛菜、竹七根、山苞米。

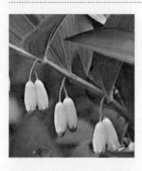

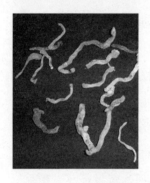

玉竹为百合科植物玉竹干燥根茎。秋季采挖，除去须根，洗净，晒至柔软后，反复揉搓、晾晒至无硬心，晒干。

■ 本草纲目摘录

[**性味**] 甘，平，无毒。

[**主治**] 主中风暴热，不能动摇，跌筋结肉，诸不足。久服去面黑鼾，好颜色润泽，轻身不老。时疾寒热，内补不足，去虚劳客热。头痛不安，加而用之，良。补中益气。除烦闷，止消渴，润心肺，补五劳七伤虚损，腰脚疼痛。

■ 现代论述

[**性味**] 甘，微寒。

[**功效与主治**] 有养阴润燥、生津止咳的功效。适用于肺胃阴伤，燥热咳嗽，咽干口渴，内热消渴等症。

● 药材选购

商品以身干、条长、肉厚、黄白色、光润、不泛油者为佳品。

● 储存方法

采挖的新鲜玉竹应及时晒干，放在室温下即可保存，夏季应再次晾晒，防止发霉。

》食疗方

1. 玉竹粥： 玉竹 20 克，大米 100 克。

将玉竹洗净、切片，放入锅内，加入适量清水，煎煮 20 分钟，将汁液缩成浓汁，去掉玉竹残渣。将大米淘净，和煎好的玉竹汁一起放入锅内熬成粥，加入少许冰糖，即可食用。

适用于中老年人气阴两虚、疲乏少力、心中烦渴、面部皱老者服用。

2. **玉竹炖肉**：玉竹 40 克，瘦猪肉 500 克。

将玉竹洗净、切段，备用。将猪肉洗净，切成滚刀块，放入锅内，加入适量清水。煮沸后，去掉浮沫，再将玉竹放入锅内，加入料酒、姜丝、葱段和适量精盐，大火烧沸后，改用文火炖至猪肉熟烂，即可食用。如喜胡椒，可适量加入调味。

🌿 健康人可作为润肤健美之品。也适用于体虚瘦弱、消化不良者。

3. **玉竹饭**：玉竹 30 克，东北大米 500 ~ 1000 克，绿叶菜 300 克。

将玉竹洗净、切段，大米淘净，一同放入锅内，加入适量清水，再将绿叶菜切成小段，放入锅内，将饭闷熟，即可食用。

🌿 有补中益气、润肤健美的作用。

4. **蜜玉竹**：玉竹 500 克，蜂蜜 80 克。

将新鲜玉竹洗净、切段，浸泡 4 ~ 5 小时，再将玉竹放入锅内煮熟，加入蜂蜜浸泡 1 天，即可食用。也可将玉竹捞出，并将玉竹水熬浓，加入蜂蜜，再熬成膏状食用。

🌿 有益气宁心、滋阴润肺的作用。

5. **玉竹茶**：玉竹 20 克。

将玉竹洗净，切成薄片，放入

5 ~ 10 片，用开水冲泡，可作为代茶饮。

🌿 特别适于夏季饮用。有减少口渴、心烦、多痰的作用，另外对于皮肤干燥、减少面部皱纹有保健作用。

6. **玉竹酒**：玉竹 100 克，白酒（以 50 度为宜）500 ~ 750 克。

将玉竹洗净、切段，放入白酒中，如喜甜食，可以加入少量白糖，密封，放在冷凉处。3 ~ 6 月后取出玉竹，用纱布过滤，另存放瓶中，随时饮用。

🌿 健康人饮用有助于消除疲劳、健脾润肤。也适用于虚劳咳嗽，消化不良，腰膝酸痛，小便频数等症。

7. **玉竹猪心**：鲜玉竹 100 克，猪心 1 个。

将猪心剖开，洗去淤血，玉竹洗净、切段。先将玉竹放入锅内煮沸 20 ~ 30 分钟，捞出玉竹，再将猪心放入锅内，加入适量调料（葱段、姜丝、花椒、精盐等），煮熟后切片装盘，即可食用。

🌿 适用于心血不足，惊悸心烦，咳嗽热渴等症。

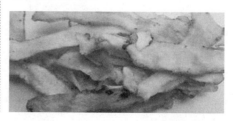

天麻

别名： 赤箭、定风草根、明天麻。

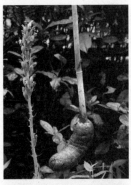

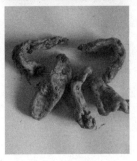

天麻为兰科植物天麻的干燥块茎。采挖地下块茎后，及时擦去外皮，蒸至没有白心后，晒至半干，再晒干或烘干。

■ **本草纲目摘录**

[性味] 辛，温，无毒。

[主治] 杀鬼精物，蛊毒恶气。消痈肿，强筋力。久服益气力，长阴肥健。轻身增年，消痈肿，下支满，寒疝下血。

■ **现代论述**

[性味] 甘，平。

[功效与主治] 有平肝、息风、止痉的功效。适用于头痛眩晕，肢体麻木，半身不遂，小儿惊风，癫痫抽搐，破伤风等症。

● **药材选购**

药材呈椭圆形，略扁，皱缩而稍弯曲。长3～15厘米。表面黄白色，有纵皱纹，顶端有红棕色的芽苞，药界称其为"鹦哥嘴"，另一端有从母麻脱落后留下的圆形疤痕，药界称其为"肚脐眼"。质地坚硬，不易折断，折断面平坦，黄白色，角质样（像晒干的土豆片）。气微，味甘。

商品以个大、体重、质地坚实、有鹦哥嘴、横断面角质明亮、半透明者为佳品。

● **储存方法**

放在通风干燥处储存，防潮、防霉变、防虫蛀。

》食疗方

1. 天麻肉片汤： 天麻3克，瘦猪肉100克，青菜100克。

将天麻洗净，泡软后切成薄片。猪肉切成片，青菜洗净、切段。先将肉片及葱、姜放入锅内煸炒，加盐、料酒和适量清水，待猪肉煮熟后，再加入切好的天麻片（一定不能多加），再烧煮 20 ~ 30 分钟，加入味精，即可食用。

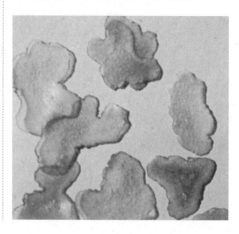 适用于身体虚弱者食用。

2. 天麻鲢鱼：天麻 10 克，鲢鱼 1 条（1000 克左右）。

将天麻洗净，泡软后切片。鲢鱼去掉内脏，清洗干净后在沸水中焯一下，捞出洗净，用料酒、精盐腌渍 10 分钟，装入汤盆内，再把切好的天麻片放入，加入调料（葱段、姜片、料酒、精盐），放在蒸锅内蒸熟，即可食用。

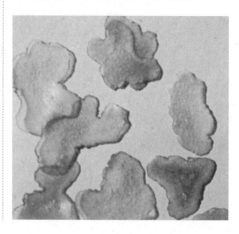 适用于眩晕，头风头痛，神经衰弱等症。

3. 天麻煮鸡蛋：天麻片 20 克，鸡蛋 2 个。

将天麻洗净，泡软后切成薄片，放入锅内，加入适量清水，煮 30 分钟，将鸡蛋磕破，趁水沸时打入锅内，待鸡蛋熟后，即可食用。天麻清汤喝起来爽口，鸡蛋另有风味。

4. 天麻鸡：天麻 50 克，三黄鸡 1 只（1000 克）。

将天麻泡软后切成薄片，三黄鸡去掉内脏，洗净、切块，一起放入锅内，加入适量清水、精盐，煮沸后，改用文火将鸡炖熟，加入调料（葱段、姜片、酱油、味精），即可食用。

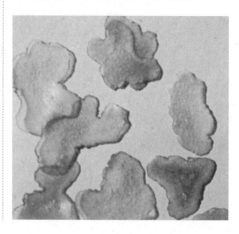 有增智、明目、健脑、安神的作用。

5. 天麻大枣粥：天麻 10 克，大枣 10 枚，大米 200 克。

将天麻洗净、泡软，切成薄片，大枣洗净，大米淘净，一起放入锅内，加入适量清水，烧沸后，改用文火熬至大米熟烂，即可食用。

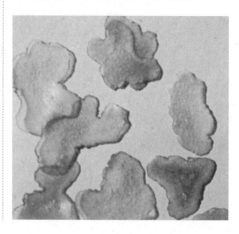 有补脾益气、养心安神、清热解毒、祛风、镇静的作用。适用于脾虚腹泻，眩晕，失眠，肠胃燥热等症。

6. 天麻酒：天麻 20 克，牛膝 20 克，炒杜仲 20 克，黄酒 1000 克。

将天麻、牛膝和炒杜仲洗净、切片，用纱布袋装好，放入酒瓶中，将黄酒倒入瓶内，密封 7 ~ 10 天，即可饮用。每日 2 次，每次 10 毫升，温服为好。

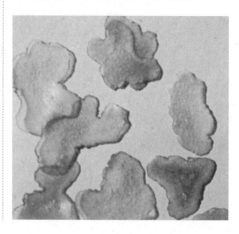 有息风镇痉的作用。适用于肢体麻木，手足屈伸不利等症。

地榆

别名： 黄瓜香、玉札、山枣子。

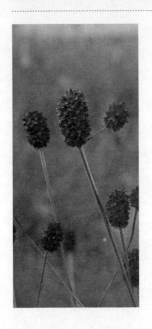

地榆为蔷薇科植物地榆的干燥根。春季或秋季采挖，除去须根，洗净，干燥。

■ 本草纲目摘录

[性味] 苦，微寒，无毒。

[主治] 妇人乳产，痉痛七伤，带下五漏，止痛止汗，除恶肉，疗金疮。止脓血，诸瘘恶疮热疮，补绝伤，产后内塞，可作金疮膏，消酒，除渴，明目。

■ 现代论述

[性味] 苦、酸、涩，微寒。

[功效与主治] 凉血止血，解毒敛疮。用于便血，痔血，血痢，崩漏，水火烫伤，痈肿疮毒。

● 药材选购

药材为纺锤形或圆柱形，稍弯曲或扭曲。表面灰褐色、棕褐色或暗紫色，粗糙，有纵皱纹。质硬，木部黄色或黄褐色，略呈放射状排列。

商品以条粗、质地坚实为佳品。

● 储存方法

放在阴凉干燥处贮藏，防虫蛀。

》食疗方

1. 地榆粥： 地榆30克，大米150克，白糖适量。

将地榆洗净，放入锅内，加入适量清水，煮沸5分钟，捞出地榆，将洗好的大米倒入锅内，粥熟后加入适量白糖，即可食用。每天1小碗，连续服用1周。

有凉血止血的功效。适用于衄血，咯血，痔疮出血等症。

2. **地榆三七饮**：地榆50克，三七片5克。

将地榆洗净、切片，和洗净的三七片一起放入锅内，加入适量清水，煮10分钟，即可饮用。

🌿有凉血止血、平肝降压、清热解毒的功效。

3. **地榆鸡蛋羹**：地榆100克，鸡蛋3个。

将地榆洗净、切片，放入锅内，加入适量清水，煮20分钟，捞出地榆片，将鸡蛋打入地榆水中，上锅蒸熟，即可食用。

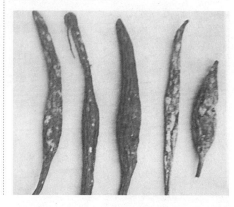

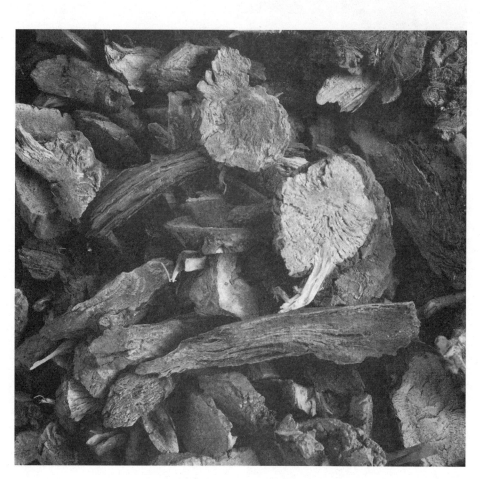

丹参

别名： 紫丹参、赤参、血参、山红萝卜。

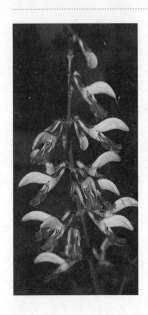

■ 本草纲目摘录

[**性味**] 苦，微寒，无毒。

[**主治**] 心腹邪气，肠鸣幽幽如走水，寒热积聚，破症除瘕，止烦满，益气。养血，去心腹痛疾结气，腰脊强脚痹，除风邪留热。久服利人。排脓止痛，生肌长肉。活血，通心包络，治疝痛。

■ 现代论述

[**性味**] 苦，微寒。

[**功效与主治**] 有祛瘀止痛、活血调经、养心安神的功效。适用于月经不调，经闭经痛，神经衰弱，心烦不眠，心绞痛，痈肿丹毒等症。

丹参为唇形科植物丹参的干燥根和根茎。春、秋季均可以采挖，挖出后，去掉须根，洗净、晒干。

● 药材选购

药材呈长圆柱形，略弯曲，长 10～20 厘米。表面棕红色，有皱纹。质地硬而脆，横断面可以看到裂隙。味微苦涩。

商品以根条粗壮、紫色、没有芦头和须根者为佳品。

● 储存方法

放在干燥处储存即可，防霉变、防虫蛀。

》食疗方

1. **丹参粥：** 丹参 30 克，东北大米 100 克，大枣 5 枚。

将丹参洗净、切段，加入适量清水，待煮开后煎至浓缩，捞去丹参。大米淘净，红枣泡洗，一同放入锅内，烧沸后，改用文火熬制成熟，即可食用。

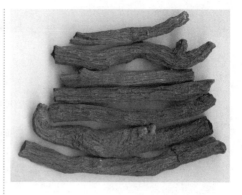

🌿 适用于血滞经闭，月经不调，心烦不寐等症。

2. 丹参酒：丹参250克，白酒（50度）1000克。

将丹参洗净，切成长5厘米的小段，放入白酒（黄酒亦可）。15日后即可饮用。每次10毫升。

🌿 有养血安神的作用，也适用于神经衰弱。

3. 丹参灵芝酒：丹参15克，灵芝15克，三七5克，白酒（50度）500克。

将丹参、灵芝和三七洗净，灵芝、三七切片，放入白酒瓶内（可用带开关的酒瓶），浸泡20～25天，即可饮用。

🌿 健康人饮用有增强免疫力、益寿延年、强壮身体的作用。也适用于神经衰弱、失眠、冠状动脉粥样硬化性心脏病患者。以每日1次，每次25毫升为宜，不能多饮。

4. 丹参冰糖水：丹参30克，冰糖适量。

将丹参洗净、切段，放入锅内，加入适量清水，煎至250毫升，捞出丹参，加冰糖适量至微甜。每次30毫升，每日2次。

🌿 适用于失眠症。

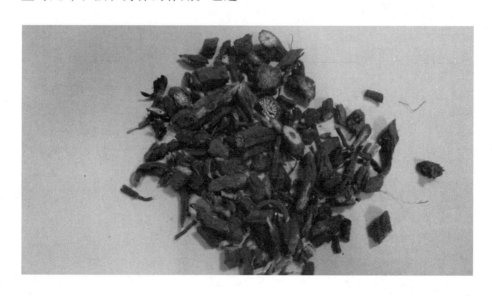

白头翁

别名：毛姑朵花。

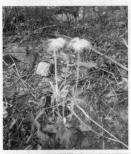

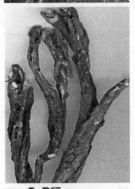

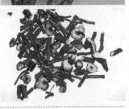

白头翁为毛茛科植物白头翁的干燥根。春、秋二季采挖，除去泥沙，晒干。

■ 本草纲目摘录

[**性味**] 苦，温，无毒。

[**主治**] 温疟，狂易寒热，癥瘕积聚瘿气，逐血止腹痛，疗金疮。鼻衄。止毒痢。赤痢腹痛，齿痛，百节骨痛，项下瘤疬。一切风气，暖腰膝，明目消赘。

■ 现代论述

[**性味**] 苦，寒。

[**功效与主治**] 有清热解毒、凉血止痢的功效。用于热毒血痢，阴痒带下，阿米巴痢疾。

● 药材选购

药材呈类圆柱形或圆锥形，稍扭曲。表面黄棕色或棕褐色。根头部稍膨大，有白色绒毛。质硬而脆，断面皮部黄白色或淡黄棕色，木部淡黄色。气微，味微苦涩。

商品以身干、条粗长、完整、灰黄色、头部有白绒毛者为佳品。

● 储存方法

放在通风干燥处贮藏，防虫蛀。

》食疗方

白头翁解毒饮：白头翁 50 克，金银花、木槿花、白糖各 30 克。

将白头翁洗净，切成薄片，金银花、木槿花洗净，一起放入锅内，加入适量清水，煎煮 20 分钟，去掉药渣，加入白糖，温服。

🌿有清热解毒的功效。适用于下腹疼痛，带下量多，口苦便秘等。

三七

别名：参三七、田三七、田七。

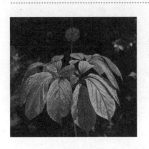

三七为五加科植物
三七的干燥根。秋季
花开前采挖，洗净，
干燥。

■ **本草纲目摘录**

[性味] 甘、微苦，温，无毒。

[主治] 止血散血定痛，金刃箭伤跌扑杖
疮血出不止者，嚼烂涂，或为末掺之，其血即
止。亦主吐血衄血，下血血痢，崩中经水不止，
产后恶血不下，血运血痛，赤目痛肿，虎咬蛇
伤诸病。

■ **现代论述**

[性味] 甘、微苦，温。

[功效与主治] 有散瘀止血、消肿定痛的
功效。适用于咯血，吐血，衄血，便血，崩漏，
外伤出血，胸腹刺痛，跌扑肿痛等症。

● **药材选购**

药材呈类圆锥形或圆柱形。表面灰褐色或灰黄色，有断续的纵皱纹及
支根痕。顶端有茎痕，周围有瘤状突起。体重，质坚实。剪口表面有数个
明显的茎痕及环纹，断面中心灰白色，边缘灰色。

商品以身干、个大坚实、体重皮细、表面光滑、灰黄色、横断面灰绿色
或黄绿色、没有裂隙者为佳品。

● **储存方法**

放在阴凉干燥处储存，防霉变、防虫蛀。

》 **食疗方**

1. 三七酒：三七100克，白酒（56度）1000毫升。

将三七洗净，放入1000毫升白酒瓶内，30天后即可饮用。每次10毫升。

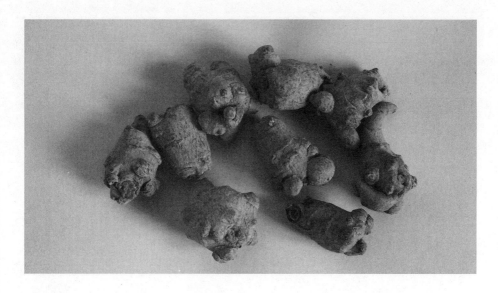

🌿 有消肿定痛、活血散瘀、舒筋止痛的功效。适用于瘀血滞痛，腰酸背痛，四肢酸软，劳伤疼痛，跌打损伤，无名肿痛等症。

2. 三七川贝蒸梨：三七 10 克，川贝母 8 克，白梨 4 个，冰糖 150 克。

将三七切片，和川贝母一起洗净。白梨切下头部，做盖，将梨核挖出，把三七片和川贝母放入梨内，盖上梨盖，放入碗中，在蒸锅内蒸至白梨熟透，即可食用。每次食梨 1 个，早、晚各服 1 次。

🌿 有润肺消痰、降火除热的功效。适用于肺痨咳嗽，干咳，咯血等症。

3. 三七红枣炖乌鸡：三七 15 克，大枣 10 枚，乌鸡 1 只。

将三七、红枣洗净，三七切片，大枣去核，乌鸡剖洗干净，除去内脏，切成数段，一起放入锅内，加入适量清水，煮至乌鸡熟烂，加入适量调料，即可食用。

🌿 有化瘀镇痛、止血生肌的功效，对妇女产后伤口愈合有较好效果。

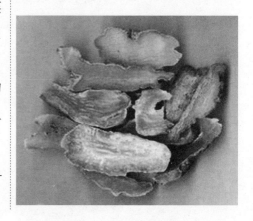

黄芩叶

别名： 山茶根、黄芩茶、土金茶根。

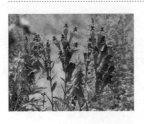

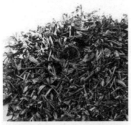

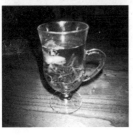

黄芩叶为唇形科植物黄芩的干燥叶片。夏季采摘，晒干。

■ **本草纲目摘录**

[性味] 苦，平，无毒。

[主治] 诸热黄疸，肠澼泄痢，逐水，下血闭，恶疮疽蚀火疡。疗痰热胃中热，小腹绞痛，消谷，利小肠，女子血闭淋露下血，小儿腹痛。治热毒骨蒸，寒热往来，肠胃不利，治五淋，令人宣畅，去关节烦闷，解热渴。治风热湿热头疼，奔豚热痛，火咳肺痿喉腥，诸失血。

■ **现代论述**

[性味] 苦，寒。

[功效与主治] 黄芩叶有抗炎、抗病毒、抗氧化、抗肿瘤、抗心律失常、降血压、降血脂、提高机体免疫力和改善记忆的作用。

● **药材选购**

药材呈披针形，先端钝，基部圆形，全缘，上面光滑，下面有腺点。

商品以叶绿色、完整、有香气者为佳品。

● **储存方法**

放在通风干燥处贮藏，防霉变。

》**食疗方**

黄芩叶茶：黄芩叶5克。

将黄芩叶冲洗后放入茶杯中，加入适量清水，煎沸5分钟，即可饮用。

🍃有清热燥湿、解毒的功效。特别适合夏季酷热时饮用。

防风

别名： 关防风、东防风、旁凤。

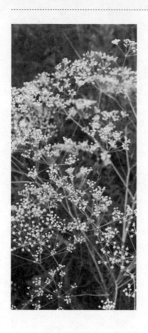

防风为伞形科植物防风的干燥根。春、秋二季采挖未抽花茎植株的根，除去须根及泥沙，晒干。

■ **本草纲目摘录**

[性味] 甘，温，无毒。

[主治] 大风，头眩痛恶风，风邪目盲无所见，风行周身，骨节疼痹，久服轻身。烦满胁痛，风头面去来，四肢挛急。补中益神，通利五脏关脉，五劳七伤，赢损盗汗，心烦体重，能安神定志，匀气脉。

■ **现代论述**

[性味] 辛、甘，温。

[功效与主治] 有解表祛风、胜湿、止痉的功效。适用于感冒头痛，风湿痹痛，风疹瘙痒，破伤风。

● **药材选购**

药材呈长圆锥形或长圆柱形，下部渐细，有的略弯曲，长15～30厘米，表面灰棕色，粗糙，有纵皱纹、多数横长皮孔及点状突起的细根痕。根头部有明显密集的环纹，有的环纹上残存棕褐色毛状叶基。

商品以条粗壮、整齐、皮细而紧、质地柔软、横断面黄白色、中心黄色者为佳品。

● **储存方法**

放在阴凉干燥处贮藏，防虫蛀。

》食疗方

1. **防风葱白粥：** 防风10克，大米50克，葱白2根。

将防风洗净、切段，放入锅中，加入适量清水，浸泡30分钟，用文火煎煮30分钟，再将防风捞出，加大米煮至粥熟烂，将葱白切成小段，放入锅内煮沸5分钟，即可食用。每日1～2次，连续3～5天。

🌿 适用于风寒感冒，畏风发热，自汗头痛，风湿痹痛，骨节酸痛等。

2. 防风薏米粥：防风10克，薏米50克。

将防风洗净、切段，放入锅中，加入适量清水，浸泡30分钟，再将薏米洗净，放入锅内，用文火煎煮30分钟，将防风捞出，待薏米熟烂，即可食用。每日1次，连续7天。

🌿 可以治疗类风湿关节炎。

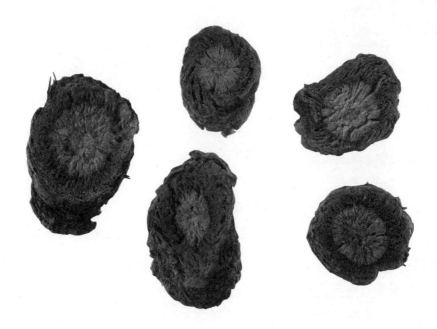

苦参

别名： 野槐、地骨、山槐子。

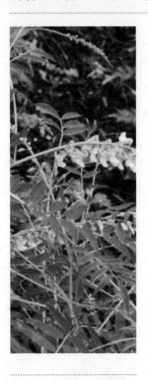

苦参为豆科植物苦参的干燥根。春、秋二季采挖，除去根头及小支根，洗净，干燥。

■ 本草纲目摘录

[性味] 苦，寒，无毒。

[主治] 心腹结气，癥瘕积聚，黄疸。养肝胆气，安五脏，平胃气，令人嗜食轻身，定志益精，利九窍，止渴醒酒，小便黄赤，疗恶疮。治热毒风，皮肌烦躁生疮，赤癞眉脱，除大热嗜睡，治腹中冷痛，中恶腹痛。

■ 现代论述

[性味] 苦，寒，有小毒。

[功效与主治] 有清热燥湿、杀虫、利尿的功效。适用于热痢，便血，黄疸尿闭，赤白带下，阴肿阴痒，湿疹，皮肤瘙痒等症。

● 药材选购

药材呈长圆柱形，下部常分枝。表面棕黄色至灰棕色，具纵皱纹及横生皮孔。质硬，不易折断，断面纤维性。

商品以条匀、断面黄白、味极苦者为佳品。

● 储存方法

放在阴凉干燥处贮藏，防虫蛀。

》食疗方

1. 苦参鸡蛋汤： 苦参 10 克，鸡蛋 1 个。

将苦参洗净，放入锅内，加入适量清水，煮沸 30 分钟，捞出苦参，将鸡蛋打入锅中，即可趁热饮用。

有安神定志、清热泻火的功效。适用于心血管疾病患者。

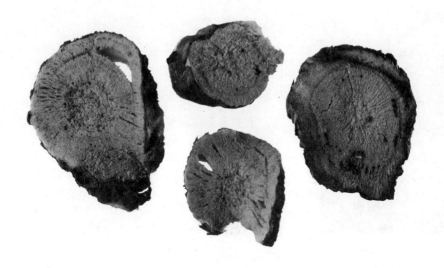

2. **苦参瓜仁汤**：苦参 25 克，冬瓜仁 14 克。

将苦参洗净，和冬瓜仁一起放入锅内，加入适量清水，煮沸后再煮20分钟，加入适量蜂蜜，即可饮用。

🌿 适用于发热，腹痛加剧，便秘，小便黄短等症。

川贝母

别名： 贝母、川贝。

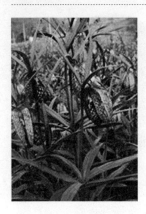

川贝母为百合科植物川贝母、暗紫贝母、甘肃贝母或梭砂贝母的干燥鳞茎。前三者按性状不同分别习称"松贝"和"青贝"，后者习称"炉贝"。夏、秋二季或积雪融化时采挖，除去须根、粗皮及泥沙，晒干或低温干燥。

■ 本草纲目摘录

[性味] 辛，平，无毒。

[主治] 伤寒烦热，淋沥邪气疝瘕，喉痹乳难，金疮风痉。疗腹中结实，心下满，洗洗恶风寒，目眩项直，咳嗽上气，止烦热渴，出汗，安五脏，利骨髓。

■ 现代论述

[性味] 苦、甘，微寒。

[功效与主治] 有清热润肺、化痰止咳的功效。适用于肺热燥咳，干咳少痰，阴虚劳嗽，咯痰带血等症。

● 药材选购

松贝呈类圆锥形或近球形。表面类白色。外层鳞叶2瓣，大小悬殊，大瓣紧抱小瓣，未抱部分呈新月形，习称"怀中抱月"；顶部闭合；底部平，微凹入，中心有一灰褐色的鳞茎盘，偶有残存须根。质硬而脆，断面白色，富粉性。

炉贝呈长圆锥形。表面类白色或浅棕黄色，有的具棕色斑点。外层鳞叶2瓣，大小相近，顶部开裂而略尖，基部稍尖或较钝。

商品以粒小均匀、质地坚实、粉性足、白色者为佳品。

● 储存方法

放在通风干燥处储存，防潮、防虫蛀、防裂

瓣碎烂。

》食疗方

1.川贝银耳蒸白梨：川贝5克，水发银耳10克，白梨1个。

将川贝洗净，放在水中浸泡6小时，水发银耳切碎，白梨去皮和核，切成小块，一起放入碗内，把碗放入蒸笼内，蒸至白梨熟烂，即可食用。

有滋阴清肺、化痰止咳、补脑强身的功效。适用于虚劳咳嗽，痰多咳血，老年人干咳无痰等症。健康人经常使用可以润肤、益寿。

2.川贝茯苓梨：川贝母10克，茯苓15克，白梨1个、蜂蜜适量。

将川贝母洗净，茯苓洗净，切成小块，放入锅内，加入适量清水，煮沸后，改用文火煮15分钟，将白梨去皮和核，切成小丁，放入锅内，加入适量蜂蜜，待梨熟烂，即可食用。

有清热润肺、生津止渴、止咳平喘、降低血压、降血糖的功效。适用于口渴，干咳，呕吐，咳血等症。也是高血压、癌症的食疗品。

3.贝母炖兔肉：川贝母25克，兔肉250克。

将川贝母洗净，放入锅内，加入适量清水。将兔肉洗净，切成小块，放入锅内，加入调料（姜丝、葱段、花椒、料酒及精盐），煮沸后，改用文火炖至兔肉熟烂，即可食肉喝汤，川贝母味苦，可不食用。

有润肺止咳、化痰散结的功效。适用于肺阴亏虚、虚火内盛而致的咳嗽、咯血、妇女功能性子宫出血等症。

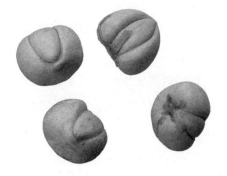

白茅根

别名： 白茅、茅根、茅根草。

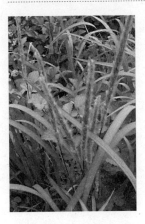

白茅根为禾本科植物白茅的干燥根状茎。一般在春、秋两季采挖，挖出后洗净，除去杂质和须根，晒干，一般新鲜白茅根洗净即可食用。如不食用，可趁鲜放在有湿沙土的花盆中。

■ 本草纲目摘录

[性味] 甘，寒，无毒。

[主治] 劳伤虚羸，补中益气，除瘀血血闭寒热，利小便。下五淋除客热在胃肠，止渴坚筋，妇人崩中。久服利人。止吐衄诸血，伤寒哕逆，肺热喘急，水肿黄疸，解酒毒。

■ 现代论述

[性味] 甘，寒。

[功效与主治] 有凉血止血、清热利尿的功效。适用于血热吐血，衄血，尿血，黄疸，水肿等症。

● 药材选购

商品以色白、粗肥、质润、无须根、味甜者为佳品。

● 储存方法

放在干燥处贮藏，防霉变。

≫ 食疗方

1. 白茅烧猪肉： 鲜白茅根 150 克，猪肉（瘦猪肉为宜）200 克。

将鲜白茅根洗净，切成小段。猪肉洗净后，切成肉丝，放在碗中，加入调料（料酒、葱段、姜末、精盐、酱油、鸡精等）腌制 10 分钟。接着在炒锅内将猪肉丝煸炒至变色，加入清水，待猪肉快熟时，把鲜白茅根段放入锅内，再烧煮 10 ~ 15 分钟，即可食用。

🌿 有益气、清热的作用。适用于身体虚弱、疲乏无力者食用。

2. **白茅小豆粥**：鲜白茅根100克，大米100克，小豆100克。

将鲜白茅根洗净，切成小段，放入锅内，加入适量清水，煎煮20分钟，将鲜白茅根捞出。小豆事先泡好，此时放入锅内，加入足量清水，煮至小豆半熟时，将淘净的大米倒入锅内，熬至成粥，即可食用。如喜欢甜食，可适当加入少量红糖。

🌿 有清热解毒、利尿、消肿的作用。适用于水肿、尿血、烦热、消渴等症。

3. **白茅鲜藕饮**：鲜白茅根120克，新鲜藕120克。

将鲜白茅根洗净，切成小段，鲜藕切成薄片，放锅内，加入适量清水，煎煮20分钟，待汁液变浓，即可饮用。每日可频频饮用。

🌿 有凉血止血、清热利尿的作用。适用于痰中带血，吐血症。

4. **茅竹饮**：鲜白茅根10克，淡竹叶10克。

将鲜白茅根洗净、切片，淡竹叶切碎，放入茶壶或保温杯内，用沸水冲泡，闷20分钟，即可饮用。

🌿 有利尿通淋、止血的作用。适用于尿血症。

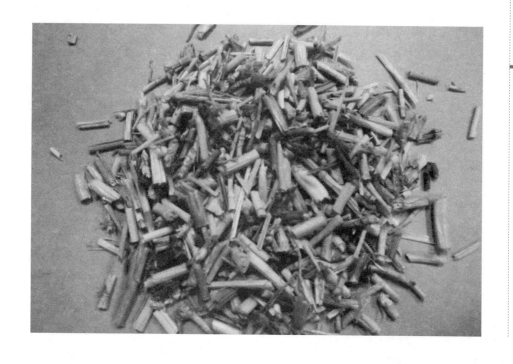

龙胆

别名：草龙胆、龙胆草、地胆草。

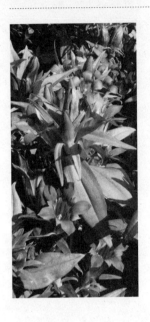

龙胆为龙胆科植物龙胆、条叶龙胆和滇龙胆的根和根茎。春、秋均可采收，采挖后，除去茎叶，洗净，晒干。

■ 本草纲目摘录

[**性味**] 苦、涩，大寒，无毒。

[**主治**] 骨间寒热，惊痫邪气，续绝伤，定五脏，杀蛊毒。除胃中伏热，时气温热，热泄下痢，去肠中小虫，益肝胆气，止惊惕，久服益智不忘，轻身耐老。

■ 现代论述

[**性味**] 苦，寒。

[**功效与主治**] 有清热燥湿、泻肝定惊的功效。适用于黄疸，小便淋痛，肝胆实火，目赤肿痛，热病惊风抽搐等症。

● 药材选购

龙胆：根茎多横生，下面有 4 ~ 30 余条根，常多于 20 条，根细长圆柱形，略扭曲，表面灰白色或棕黄色。质脆，易吸潮变软，断面黄棕色，木部呈黄白色点状。

条叶龙胆：根茎多直生，块状或长块状，下面丛生 2 ~ 16 条根，常少于 10 条。表面黄棕色或灰棕色，有扭曲的纵皱纹，上部细密横纹明显。

滇龙胆：根茎结节状，有 1 ~ 10 余个残茎，下面有 4 ~ 30 余条根，根细长纺锤形，略弯曲。表面淡棕色或棕褐色。横切面中央有白色。

● 储存方法

放在通风干燥处贮藏，防霉变。

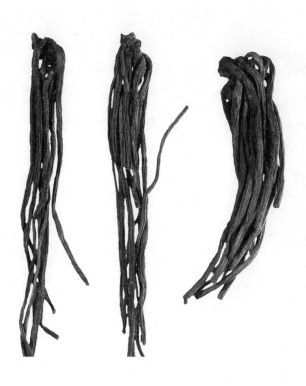

》食疗方

1. 龙胆菊花茶：龙胆 3 克，泽泻 18 克，野菊花 3 朵，冰糖适量。

将龙胆、泽泻洗净、沥干，放进水壶内，倒入适量沸水，浸泡 10 ~ 15 分钟，即可饮用，饮用时可以放入适量冰糖。

🌿 有清暑热，泻肝火，缓解自汗、盗汗的功效。

2. 胆草蜂蜜饮：龙胆 6 克，蜂蜜 30 克。

将龙胆洗净，切成小段，放入锅内，加入适量清水，浸泡片刻，煎煮 30 分钟，用洁净纱布过滤，取汁即可饮用。饮用时趁温热加入蜂蜜，拌匀，早、晚 2 次分服。

🌿 适用于肝火上逆型鼻出血。

当归

别名： 干归、西当归、岷当归、当归身。

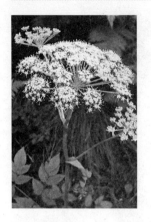

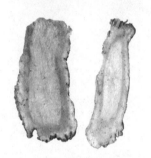

当归为伞形科植物当归的干燥根。秋末采挖，除去须根及泥沙，捆成小把，上棚，用烟火慢慢熏干。

■ 本草纲目摘录

[**性味**] 甘，温，无毒。

[**主治**] 咳逆上气，温疟寒热洗洗在皮肤中，妇人漏下绝子，诸恶疮疡金疮，煮汁饮之。温中止痛，除客血内塞，中风痉汗不出，补五脏，生肌肉。治一切风、一切气，补一切劳，破恶血，养新血。治头痛，心腹诸痛，润肠胃筋骨皮肤，治痈疽，排脓止痛，和血补血。

■ 现代论述

[**性味**] 甘、辛，温。

[**功效与主治**] 有补血活血、调经止痛、润肠通便的功效。用于血虚萎黄，眩晕心悸，月经不调，经闭痛经，跌扑损伤等症。

● 药材选购

干燥根分为3部分：根头称"归头"；主根称"归身"；支根及支根梢部称"归尾"。表面灰棕色或棕褐色，具纵皱纹，支根部尤多。质多柔韧，断面黄白色，有裂隙及多数棕色点状分泌腔。气清香浓厚，味甘、辛、微苦。

商品以主根大、身长、支根少、断面黄白色、性味浓厚者为佳。

● 储存方法

放在阴凉干燥处贮藏，防潮、防虫蛀、防泛油、防霉变。

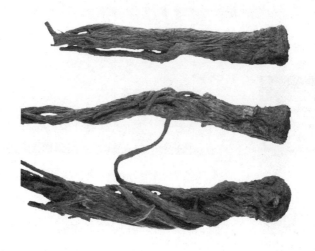

● **饮食宜忌**

大便溏泄者慎服。

》食疗方

1. **当归酒**：当归 250 克，白酒（60 度）500 毫升。

将当归洗净，放入白酒中，密封 30 天，即可饮用。

❧ 适用于头昏，眼花，乏力等症。

2. **当归粥**：当归 100 克，大米 250 克，红枣 5 枚。

将当归洗净、切片，红枣洗净，放入砂锅内，加入适量清水，浸泡 10 分钟，待把粥煮烂，放入适量白糖，即可饮用。

❧ 适用于气血不足，月经不调，闭经，痛经，血虚头痛，眩晕及血虚便秘等症。

3. **当归黄芪鸡**：当归 20 克，黄芪 100 克，嫩母鸡 1 只（1000 克左右）。

将嫩母鸡洗净，除去内脏，剁去鸡爪。将当归和黄芪洗净、切片，装入鸡腹中，放入锅内，再把姜片、葱段放入鸡腹内，加入适量清水，用纱布封口，放入蒸笼内蒸 1 小时，至鸡肉熟烂，去掉纱布，加上味精，即可食用。

❧ 有调经活血、补气固表的功效。适用于妇女月经不调，带下、产后虚羸等症。健康人可以增强体质。

白芷

别名： 祁白芷、香白芷、杭白芷、走马芹。

48

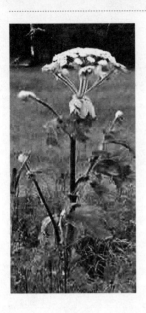

白芷为伞形科植物白芷或杭白芷的干燥根。白芷均为栽培品，夏、秋间叶片枯黄时采挖，去除地上部分，洗净泥沙，晒干。

■ 本草纲目摘录

[性味] 辛，温，无毒。

[主治] 女人漏下赤白，血闭阴肿，寒热，头风侵目泪出，长肌肤，润泽颜色，可作面脂。疗风邪，久渴吐呕，两胁满，头眩目痒。破宿血，补新血，乳痈发背瘰疬，肠风痔瘘，疮痍疥癣，止痛排脓。治鼻渊鼻衄，齿痛，眉棱骨痛，大肠风秘，小便去血，妇人血风眩晕，翻胃吐食，解砒毒蛇伤，刀箭金疮。

■ 现代论述

[性味] 辛，温。

[功效与主治] 有散风祛湿、通窍止痛、消肿排脓的功效。适用于感冒头痛，鼻塞，牙痛，白带，疮疡肿痛等症。

● 药材选购

商品以根条粗壮、不分枝、质地坚硬、体重、粉性足、香气浓烈者为佳品。

● 储存方法

放在通风干燥处储存，防霉变、防虫蛀。

》食疗方

1. 白芷烧鱼汤： 白芷 10 克，鲢鱼 1 条（或鲢鱼头 1 个）。

将白芷洗净、切段，鲢鱼（以 1 斤左右为宜）收拾干净，或者选鲢鱼头 1 个，洗净。将鲢鱼煸烧（鱼头油煎透），放入锅内，加入适量清水，再放入白芷和调料（葱段、姜片、精盐），烧沸后改用文火，待鱼熟烂后，即可食用。

有清热止痛的作用。适用于风寒头痛者食用。健康人食用有振奋精神的作用。

2.白芷粥： 白芷10克，大米100克。

将白芷洗净、切段，放入锅中，加入适量清水，浸泡5～10分钟，用大火烧沸，改用文火煮10分钟，将白芷捞出，大米淘净后放入锅内，再加入适量清水，用文火将大米煮至熟烂，熬成稀粥，即可食用。

有祛风解表、宣通鼻窍的作用。对风寒头痛、鼻塞齿痛、鼻涕长流、不闻香臭者尤为适宜。如用于外感风寒所致的鼻塞、头痛、眉棱骨痛等，煮粥服食，每日1～2次服用，连续2～3天。阴虚火旺、肝阳上亢、肝肾阴虚与温热性表证者不宜食用。

3.山药白芷煲猪骨： 山药20克，白芷20克，猪骨500克。

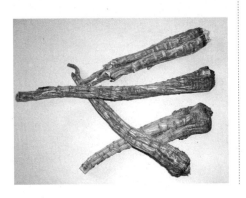

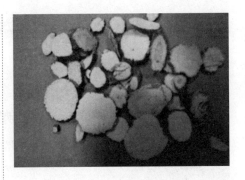

将山药和白芷洗净、切片，猪骨洗净，一起放入锅内，加入适量清水，在大火烧沸后，改用文火煲1～2小时，待汤渐浓时即可食用。该汤为广东风味，煲出来的汤浓而不腻，肉香扑鼻，还有淡淡的药香。

有健脾补肺、固肾益精的作用。

赤芍

别名：赤芍药、草芍药。

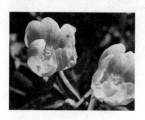

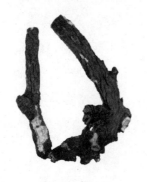

赤芍为毛茛科植物芍药或川赤芍的干燥根。春、秋二季采挖，除去根茎、须根及泥沙，晒干。

■ 本草纲目摘录

[性味] 苦，平，无毒。

[主治] 邪气腹痛，除血痹，破坚积，寒热疝瘕止痛，利小便，益气。通顺血脉，缓中，散恶血，逐贼血，去水气，利膀胱大小肠，消痈肿，时行寒热，中恶腹痛腰痛。强五脏，补肾气，治时疾骨热，妇人血闭不通，能蚀脓。

■ 现代论述

[性味] 苦，微寒。

[功效与主治] 有清热凉血、散瘀止痛的功效。适用于吐血衄血，目赤肿痛，经闭痛经，跌扑损伤，痈肿疮疡等症。

● 药材选购

药材呈圆柱形，表面棕褐色，有纵沟及皱纹。质硬而脆，易折断，断面粉白色或粉红色，皮部窄，木部放射状纹理明显，有的有裂隙。

商品以条粗长、横断面粉白色、粉性足者为佳品。

● 储存方法

放在通风干燥处贮藏，防霉变、防虫蛀。

● 饮食宜忌

不宜与藜芦同用。

》食疗方

赤芍丹参酒：赤芍 15 克，丹参 15 克，红花 15 克，白酒（60 度）2000 毫升。

将丹参、赤芍洗净，晾去多余的水分，和红花一起放入酒中，密封 20 天，即可饮用，饮用时摇晃几次后再饮用。

有活血祛瘀、养血安神之功效。适用于冠状动脉粥样硬化性心脏病之胸闷、心绞痛发作伴有血压偏高等症。

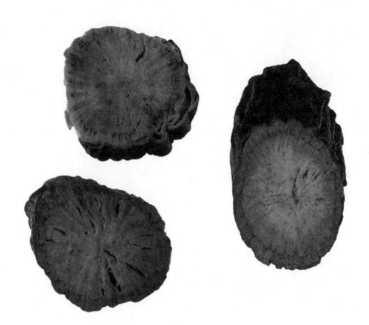

高良姜

别名： 高凉姜、蛮姜、佛手根、小良姜。

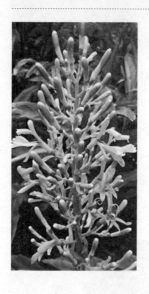

高良姜为姜科植物高良姜的干燥根茎。夏末秋初采挖，洗净泥土，除去茎和残留的鳞片，切段，晒干。

■ 本草纲目摘录

[性味] 辛，大温，无毒。

[主治] 暴冷，胃中冷逆，霍乱腹痛。下气益声，好颜色。煮饮服之，止痢。治风破气，腹内久冷气痛，去风冷痹弱。转筋泻痢，反胃，解酒毒，消宿食。健脾胃，宽噎膈，破冷癖，除瘴疟。

■ 现代论述

[性味] 辛，热。

[功效与主治] 有温中散寒、消食止痛的功效。适用于脘腹冷痛，胃寒呕吐，吞酸等症。

● 药材选购

药材呈圆柱形，多弯曲，有分枝，长5～9厘米。表面棕红色至暗褐色，有纵皱纹和波状环节。质地坚硬而有韧性。横断面灰棕色或红棕色。

商品以颜色棕红、粗壮坚实、分枝少、性味浓者为佳品。

● 储存方法

放在阴凉干燥处储存，防虫蛀。

》食疗方

1. 高良姜粥： 高良姜20克，大米100克。

将高良姜洗净、切段，放入锅内，加入适量清水，熬煮30分钟，将高良姜捞出。大米淘净后倒入锅内，再加入适量清水，大火烧沸后改用文火，待大米熟烂，即可食用。老年人可以适量饮用。

有温中下气、散寒止痛的作用。

2.高良姜炖鸡：高良姜10克，草果10克，陈皮5克，公鸡1只。

将高良姜、草果洗净，高良姜切段，陈皮洗净、掰碎，鸡洗净去毛及内脏，切成小块，放入锅内，加入调料（葱段、姜丝、胡椒、酱油、精盐）和适量清水，烧沸后改用文火煨炖，待鸡肉熟烂、脱骨，即可食用。早、晚各1次，喝汤食肉。

适用于肝癌疼痛者的辅助治疗。

3.良姜酒：高良姜50克，藿香30克，黄酒400克。

将高良姜洗净、切段，藿香揉碎，放入砂锅内，加入黄酒，在火上煮沸10～20分钟，捞出药渣，即可饮用。

有芳香化浊、理气止痛、暖胃散寒的作用。适用于胃寒呕吐者

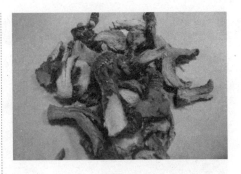

饮用。

4.高良姜烧鱼肚：高良姜15克，鱼肚50克，白菜100克。

将高良姜洗净、泡软后切成细丝，鱼肚发透、切成细条，一起放入锅内，加入适量清水和调料（胡椒粉、料酒），大火烧沸后改用文火炖20分钟，加入精盐、鸡精。白菜洗净，放入锅内。烧煮待白菜烂熟，即可食用。每日1次，每次1杯，既可佐餐又可单食。

有健脾胃、消癌肿的作用。适用于胃癌患者食用。

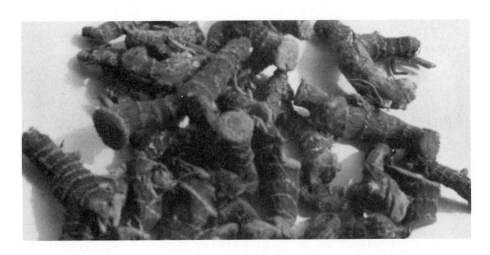

益智仁

别名： 益智子、智仁、状元果、益智。

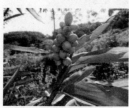

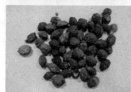

益智仁为姜科植物益智的干燥成熟果实。夏、秋季间当果实由绿变红时采收，晒干。

■ **本草纲目摘录**

[性味] 辛，温，无毒。

[主治] 遗精虚漏，小便余沥，益气安神，补不足，利三焦，调诸气。夜多小便者，取二十四枚碎，入盐同煎服，有奇验。益脾胃，理元气，补肾虚滑沥。冷气腹痛，及心气不足，梦泄赤浊，热伤心系，吐血血崩诸证。

■ **现代论述**

[性味] 辛，温。

[功效与主治] 有温脾止泻、暖肾、固精缩尿的功效。适用于脾寒泄泻，腹中冷痛，口多唾液，肾虚遗尿，小便频数，遗精早泄等症。

● **药材选购**

药材呈椭圆形，两端尖，长 1.2 ~ 2 厘米。表面棕色，有纵向突起棱线 13 ~ 20 条，果皮薄而稍韧，与种子紧贴。质地坚硬，胚乳白色。有特殊的香气。商品以身干、粒大、饱满、有浓郁性味者为佳品。

● **储存方法**

放在阴凉干燥处储存，防潮、防碎。

》**食疗方**

1. *益智仁粥：* 益智仁 5 克，大米 50 克。

将益智仁洗净、切片，大米淘净，一起放入锅内，加入适量清水和少量精盐，烧沸后，改用文火煮至大米烂熟，即可食用。每日早、晚餐温热服。

有补肾助阳、固精缩尿的作用。适用于妇女更年期综合征，老年脾肾阳

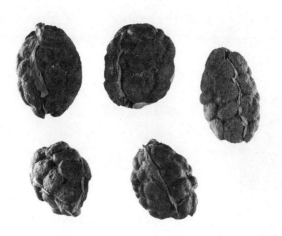

虚，腹中冷痛，尿频，遗尿等。阴虚血热者忌服。

2.益智仁炖肉：益智仁50克，牛肉300克。

将益智仁洗净，牛肉洗净，切滚刀块，一起放入锅内，加入调料（葱段、姜片、料酒），煮沸后，改用文火炖煮至牛肉熟烂，即可食用。

🌿有健胃益脾、补脑安神、益智的作用。

3.益智仁白果煮鸡蛋：益智仁6克，白果3克、鸡蛋1个。

将益智仁和白果研成细末，鸡蛋开孔，将药末放入鸡蛋内，放在锅内，加入适量清水，煮熟后即可食用。

4.益智仁酒：益智仁20克，仙茅20克，淮山药30克，白酒（50度）1000克。

将益智仁、仙茅洗净、切碎，山药洗净、切片，放入瓶中，再加入白酒，密封，每日摇动1次，10～20天后即可饮用。

🌿有温肾固摄作用。适用于肾气虚所致遗尿，老年人尿多、遗尿，腰酸畏寒等症。阴虚火旺、阳强易举、尿赤者忌用。

5.益智仁猪肚：益智仁10克，猪肚1个。

将益智仁洗净，猪肚洗净、切开。把益智仁放猪肚内，加入适量清水，煮沸后改用文火，炖至猪肚熟烂，即可食用。食用时，猪肚和益智仁可以一起食用，也可喝汤。

🌿适用于遗尿，1日1次，连服3日即可见效。

肉豆蔻

别名： 豆蔻、肉蔻、肉叩、玉果。

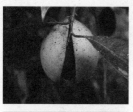

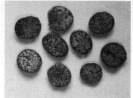

肉豆蔻为肉豆蔻科肉豆蔻属植物肉豆蔻的干燥种仁。

■ 本草纲目摘录

[性味] 辛，温，无毒。

[主治] 温中，消食止泄，治积冷心腹胀痛，霍乱中恶。调中下气，开胃，解酒毒。治宿食痰饮，止小儿吐逆，不下乳，腹痛。

■ 现代论述

[性味] 辛，温。

[功效与主治] 有温中行气、涩肠止泻的功效。适用于脾胃虚寒，脘腹胀痛，食欲不振，呕吐久泻等症。

● 药材选购

药材呈椭圆形或卵圆形，长 2～3 厘米。表面灰棕色，有时外被白粉（石灰粉末）。全体有浅色纵行沟纹及不规则网状沟纹。质地坚硬，断面显棕黄色相杂的大理石花纹，富油性。有浓烈香气。

● 储存方法

放在阴凉处储存，防虫蛀。

≫ 食疗方

1. **肉豆蔻陈皮烧鲫鱼：** 肉豆蔻 6 克，陈皮 6 克，延胡索 6 克，鲫鱼 400 克。

将肉豆蔻、延胡索、陈皮（揉碎）、鲫鱼洗净，再把上述 3 种中药放入鱼肚内，一起放入锅内，加入调料（葱段、姜丝、料酒、精盐、白糖、酱油）和适量清水，煮沸后，改用文火煮至鲫鱼熟烂，即可食用。

有行气化瘀、止痛的作用。适用于痛经，气滞血瘀，小腹胀痛，乳房作胀，胸闷不舒，心烦易怒等症。

2. 肉豆蔻山药粥：肉豆蔻20克，山药20克，大米100克。

将肉豆蔻、山药（切片）洗净，放入锅内，加入适量清水，煮至25分钟，捞出肉豆蔻。将大米淘净，放入锅内，煮沸后，改用文火煮至大米熟烂，即可食用。

有益气养血、消肿散结的作用。适用于血亏，腹痛肛坠，神疲懒言等症。

3. 肉豆蔻山楂粥：肉豆蔻10克，山楂30克，大米100克。

将肉豆蔻洗净、晾干，研成细粉，备用。大米淘净，山楂洗净、切片（可用山楂片），一起放入锅内，加入适量清水，煮沸后，加入适量冰糖（30克），改成文火，再加入磨好的肉豆蔻粉，待大米熟烂，即可食用。

有开胃、消食导滞的作用。适用于儿童食用。

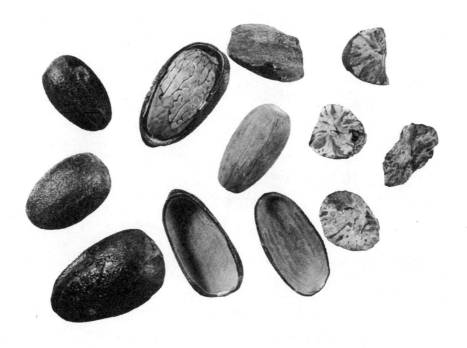

藿香

别名： 野藿香、排香草、正香、合香。

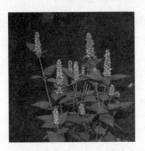

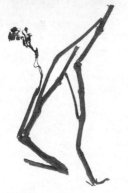

藿香为唇形科植物藿香的干燥地上部分。夏、秋季当枝叶繁茂时或开花初期采割，阴干或晒干。

■ 本草纲目摘录

[性味] 辛，微温，无毒。

[主治] 风水毒肿，去恶气。止霍乱心腹痛。脾胃吐逆为要药。助胃气，开胃口，进饮食。温中快气，肺虚有寒，上焦壅热，饮酒口臭，煎汤漱之。

■ 现代论述

[性味] 辛，温。

[功效与主治] 有芳香化浊、祛暑解表、开胃止呕的功效。适用于暑湿感冒，湿浊中阻证，胸闷不舒，鼻渊头痛，腹痛腹泻，食欲不振等症。

● 药材选购

药材呈四棱形，有对生的分枝。表面黄绿色，质地脆弱，很容易折断。叶对生，穗状轮伞花序顶生。有特殊的芳香性味。

商品以茎为绿色、叶片多、无杂质和根者为佳品。

● 储存方法

放在干燥阴凉处储存，防潮。

》食疗方

1. 藿香粥： 藿香叶 100 克，大米 100 克。

将藿香洗净，大米淘净，一起放入锅内，加入适量清水，浸泡 10 分钟，煮沸后，改用文火煮至大米熟烂，加入适量白糖，即可食用。

有芳香化湿、解暑发表、和中止呕的作用。适用于脘腹胀满，呕吐等症。

2.藿香拌蜇皮：藿香叶350克，蜇皮100克。

将藿香叶洗净，放入锅内焯熟，捞出用凉水浸泡10分钟。将蜇皮泡发、洗净，切成细丝，再浸泡20分钟，捞出后控干水分，和藿香叶一起放入盘内，加入精盐、食盐、酱油、味精、香油调和，即可食用。如喜辣食，可以加入适量辣椒。此菜鲜香可口，增进食欲。

有降压消肿、健胃理气的作用。适用于肠胃炎，腹胀积食，高血压等症。

3.藿香佩兰茶：鲜藿香10克，佩兰10克，绿茶5克。

将鲜藿香、佩兰洗净，和绿茶一起放入杯内，用沸水冲泡，即可饮用。

有清暑化湿、止呕、开胃、防止中暑的作用。适用于慢性病湿热者及健康人饮用。

4.藿香砂仁白蔻饮：藿香10克，砂仁10克，白豆蔻10克。

将藿香、砂仁、白豆蔻洗净，一起放入锅内，加入适量清水，煮沸15分钟，即可饮用。

有健脾除湿、芳香化浊的作用。适用于暑湿感冒。

5.炸藿香：鲜藿香叶250克，面粉20克。

将鲜藿香叶洗净，用叶片上半部，放入精盐内稍加腌制。面粉用温水调匀，加入适量精盐，用鸡蛋清调成糊状，加入少量小苏打，将藿香放入。锅内放入食用油，烧至七成热，将藿香糊放入锅内，炸至金黄色捞出，即可食用。炸藿香出锅时色泽金黄，酥脆鲜香。

有化湿和中、祛暑解表的作用。

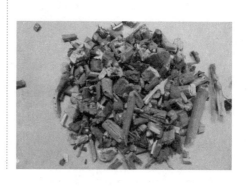

香薷

别名： 香草、青香薷、把蒿、海州香薷。

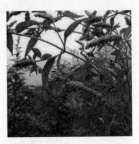

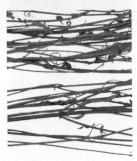

香薷为唇形科石香薷的干燥地上部分。夏、秋两季植株生长茂盛，果实快成熟时采割地上部分，先晒至半干，再扎成小把，晒干即可。

■ 本草纲目摘录

[性味] 辛，微温，无毒。

[主治] 霍乱腹痛吐下，散水肿。去热风。猝转筋者，煮汁顿服半升，即止。为末水服，止鼻衄。除烦热，疗呕逆冷气。下气，春月煮饮代茶，可无热病，调中温胃。含汁漱口，去臭气。

■ 现代论述

[性味] 辛，微温。

[功效与主治] 有发汗解表、和中利湿的功效。适用于暑湿感冒，恶寒发热，头痛无汗，腹痛吐泻，小便不利等症。

● 药材选购

药材长 15 ~ 40 厘米。茎多分枝，呈四棱形，略带淡棕红色，茎上有长的柔毛。叶对生，大多数已经皱缩或脱落，叶片泡开后为披针形，长 1 ~ 2 厘米，两面有白色柔毛。花序为轮伞花序，聚集成顶端生长的短穗状或头状花序。果实为4个小坚果。气香而有微浊味。

商品以茎细长、叶绿、没有杂质、清香气浓者为佳品。

● 储存方法

放在阴凉干燥处储存，防霉变。

》 食疗方

1. **香薷粥：** 香薷 10 克，大米 100 克。

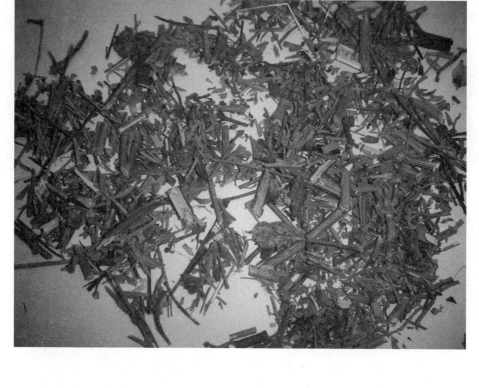

将香薷洗净、切段，放入锅内，加入适量清水，煮20分钟后捞出香薷。将大米淘净，放入锅内，再加入适量清水，煮沸后，改用文火煮至大米熟烂，加入适量白糖，即可食用。夏日常用香薷煮粥服食，既可预防感冒，又可增进食欲。

🍃 有发汗解表、祛暑化湿、利水消肿的作用。适用于夏季外感风寒，水肿，小便不利等症。气虚、阴虚、表虚多汗者不宜选用；热服易引起呕吐，故宜凉服。

2. 香薷饮：香薷30克，厚朴10克，白扁豆20克。

将药材洗净，厚朴切片，放入锅内，加入适量清水，煮30分钟，捞去药渣，即可饮用。

🍃 有解表、化湿滞、和肠胃的作用。适用于恶寒发热，头重头痛，无汗胸闷，四肢倦怠，腹痛等症。

3. 香薷薄荷茶：香薷5克，薄荷5克，淡竹叶5克，车前草10克。

将上述4种中药洗净、切碎，放入杯内，用沸水冲泡，即可饮用。

🍃 有清热除烦、利尿清心的作用。适用于心烦尿赤，口干口苦等症。

荆芥

别名： 假苏、芥穗、裂叶荆芥、荆芥穗。

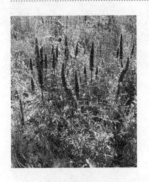

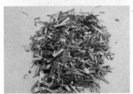

荆芥为唇形科植物荆芥的干燥全草。夏、秋季开花时收割，去掉杂质，晒干。

■ 本草纲目摘录

[性味] 辛，温，无毒。

[主治] 寒热鼠瘘，瘰疬生疮，破结聚气，下瘀血，除湿痹。除劳渴冷气，出汗，煮汁服之。捣烂醋和，敷疔肿肿毒。单用治恶风贼风，口面㖞斜，身遍痹，心虚忘事，益力添精，辟邪毒气，通利血脉，传送五脏不足气，助脾胃。

■ 现代论述

[性味] 辛，微温。

[功效与主治] 有解表散风、透疹的功效。适用于感冒，头痛，麻疹，风疹等症。

● 药材选购

荆芥的茎为四棱形，叶片对生，长 50 ~ 80 厘米。茎表面淡黄绿色或淡紫色，有短的柔毛。质地脆弱，很容易折断。花序为鼎盛的穗状轮伞花序，花黄绿色，果实为小坚果（民间习惯称其为种子），黑色，有芳香气味。

商品以茎为浅紫色、较细、穗状花序密且多者为佳品。

● 储存方法

放在阴凉干燥处储存，防潮、防热。

》食疗方

1. 凉拌荆芥：荆芥 100 克。

将荆芥洗净，在水中浸泡 20 分钟，捞出并晾干水分。将大蒜切碎，拌入荆芥中，再加入调料（精盐、味精、酱油、香油，如喜食辣椒，可浇上适量辣椒油），即可食用。

2. 荆芥摊鸡蛋：荆芥 50 克，鸡蛋 2 个，白面（绿豆面）50 克。

将荆芥洗净、切碎，鸡蛋打碎，一起拌入白面（绿豆面）中，加入调料（精盐、鸡精），调成面糊，放入饼铛中，烙成两面金黄熟透，即可食用。食用时蘸蒜汁更有滋味。

3. 荆芥粥：荆芥 10 克，桔梗 10 克，甘草 5 克，大米 100 克。

将荆芥洗净，桔梗、甘草洗净、切片，一起放入纱布包内，煮 20 分钟，捞出纱布包。将大米淘净，放入锅内，把药液倒入锅内，再加适量清水，煮沸后，改用文火煮至大米熟烂，即可作为早餐食用。

🌿有清热宣肺、利咽止咳的作用。适用于糖尿病患者并发扁桃体炎者。

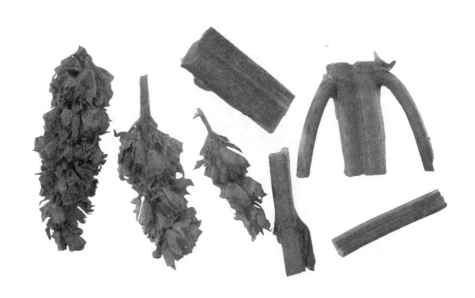

薄荷

别名：野薄荷、卜荷。

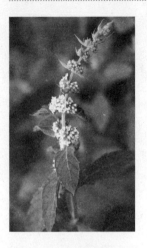

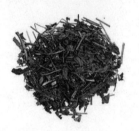

薄荷为唇形科植物薄荷的干燥地上部分。夏、秋二季茎叶茂盛或花开至三轮时，选晴天，分次采割，晒干或阴干。

■ 本草纲目摘录

[性味]辛，温，无毒。

[主治]贼风伤寒发汗，恶气心腹胀满，霍乱，宿食不消，下气，煮汁服之，发汗，大解劳乏，亦堪生食。做菜久食，却肾气，辟邪毒，除劳气，令人口气香洁。通利关节，发毒汗，去愤气，破血止痢。疗阴阳毒，伤寒头痛，四季宜食。

■ 现代论述

[性味]辛，凉。

[功效与主治]具有疏散风寒、清利头目、理气解郁和止痒的功效。适用于风热感冒，头痛，目赤，咽痛，口疮，风疹，麻疹等症。

● 药材选购

药材茎呈四棱形，有对生分枝，表面淡绿色。质地脆，髓中空，叶对生，叶片卷缩。轮伞花序腋生，花冠淡紫色。揉搓后有香气。

商品以身干、叶多、颜色为绿色、性味浓者为佳品。

● 储存方法

放在阴凉干燥处储存，防霉变、防潮。

》食疗方

1.**莲子薄荷羹：**莲子150克，干薄荷3克，桂花少量。

将莲子去皮、去心，泡软、洗净，备用。将干薄荷洗净，放入锅内，加入适量清水，煮沸，待薄荷味进入水中，将薄荷叶捞出，再将莲子放入锅内，再加入适量清水，煮沸后，改用文火将莲子煮熟，即可食用。

2.薄荷饮：新鲜薄荷叶4克，甘草4克。

将薄荷洗净，甘草洗净后切成小段，一起放入锅内，加水煮沸30~40分钟，过滤残渣，再加入适量白糖，稍煮，即可食用。

3.薄荷酒：薄荷50克，白酒（50度）750克。

将薄荷洗净，用纱布包裹好，放入容器内，再将酒倒入，浸泡1个月，捞出薄荷叶，即可饮用。

4.油炸薄荷：鲜薄荷叶40片。

将鲜薄荷叶洗净，晾干，面粉调糊。将薄荷叶逐个蘸上面糊，放入油锅内，炸至焦黄，撒上白糖（或椒盐），盛入盘中，即可食用。

🌿 有疏风散热、解毒的作用。适用于头痛，目赤，咽喉肿痛等症。

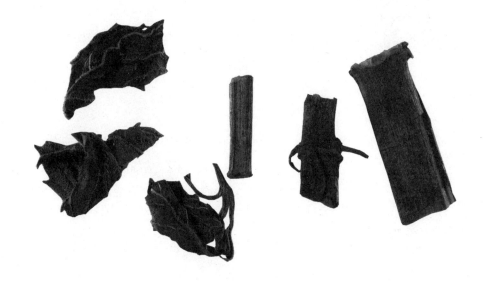

紫苏叶

别名： 苏、苏叶、香苏叶。

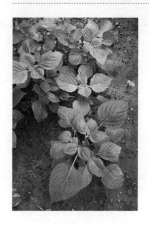

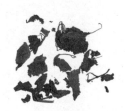

紫苏叶为唇形科植物
紫苏的干燥叶。夏季
枝叶茂盛时采收，除
去杂质，晒干。

■ 本草纲目摘录

[性味] 辛，温，无毒。

[主治] 下气，除寒中，其子尤良。除寒热，治一切冷气，补中益气，治心腹胀满，止霍乱转筋，开胃下食，止脚气，通大小肠。通心经，益脾胃，煮饮尤胜，与橘皮相宜（苏颂）。解肌发表，散风寒，行气宽中，消痰利肺，和血温中止痛。定喘安胎，解鱼蟹毒，治蛇犬伤。以叶生食作羹，杀一切鱼肉毒。

■ 现代论述

[性味] 辛，温。

[功效与主治] 有发散风寒、行气和胃的功效。适用于风寒感冒，头痛，咳嗽呕吐，妊娠呕吐，鱼蟹中毒等症。

● 药材选购

药材叶片多皱缩卷曲，完整者用水泡开后呈卵圆形，长 4 ~ 11 厘米。基部圆形或宽楔形，边缘有圆的锯齿。上面绿色，下面紫色，疏生灰白色毛。气芳香，味微辛。

商品以身干、叶大、叶完整、色紫、香气浓者为佳品。

● 储存方法

放在阴凉干燥处储存，防潮、防压碎。

》食疗方

1. 拌紫苏叶：鲜紫苏叶300克。

将鲜紫苏叶洗净，在锅内焯透，捞出后挤干水分，切段，加入精盐、味精、酱油、芝麻油，拌匀，即可食用。

健康人经常食用可以强身健体，泽肤润肤，明目健美。适用于感冒风寒，恶寒发热，咳嗽，气喘，胸腹胀满等症。但气虚表虚者忌食。

2. 紫苏饮：紫苏叶3～5片。

将紫苏叶（新鲜叶片更为理想）洗净，切成细丝，用沸水冲泡，做茶饮，饮用时加入适量白糖，亦可凉饮。

🌿 健康人在夏季饮用可以增强食欲，助消化，防暑降温，还可以预防感冒。

3. 炒紫苏叶：紫苏叶250克，青椒50克。

将紫苏叶洗净、切碎，青椒切丁，放入锅内，加食用油煸炒，同时放入调料（蒜末、精盐、鸡精），即可食用。紫苏叶忌同鲤鱼食，生毒疮。

4. 紫苏里脊：紫苏叶5片，猪肉里脊100克。

将紫苏叶洗净，里脊肉切成薄片，撒上胡椒粉，包好，外面用鸡蛋糊（鸡蛋和面粉调成的面糊）裹匀，还可以撒上面包干粉，放入油锅中，用温火将里脊肉炸透至表面金黄，即可食用。

5. 紫苏叶粥：紫苏叶10克，大米100克。

将紫苏叶洗净、切碎，放入锅中，加入适量清水，浸泡10分钟，放入锅内，烧沸后改用文火煮5分钟，将紫苏叶捞出，将大米淘净，再加入适量清水，熬煮成稀粥，即可食用。

🌿 有发表散寒、行气宽中的作用。适用于感冒，咳嗽，胸闷不舒等症。

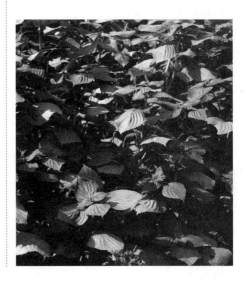

紫苏子

别名： 苏、苏子、香苏、野麻子。

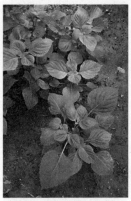

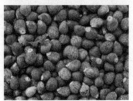

紫苏子为唇形科植物紫苏的干燥成熟果实。秋季果实成熟后，割取全株，打下果实，晒干。

■ 本草纲目摘录

[性味] 辛，温，无毒。

[主治] 除寒温中。治上气咳逆，冷气及腰脚中湿气，风气。调中，益五脏，止霍乱呕吐反胃，补虚劳，肥健人，利大小便，破症结，消五膈，消痰止嗽，润心肺。治风顺气，利膈宽肠，解鱼蟹毒。研汁煮粥长食，令人肥白身香。

■ 现代论述

[性味] 辛，温。

[功效与主治] 有降气消痰、平喘、润肠的功效。适用于痰壅气逆，咳嗽气喘，肠燥便秘等症。

● 药材选购

药材呈卵圆形或类球形，长径 0.6～3 毫米。野生者粒小，栽培者粒大。表面灰褐色至暗棕色，有隆起的网状花纹。果皮薄，硬而脆，易压碎。种仁黄白色，富油质。

商品以籽粒饱满、均匀、灰棕色、无杂质者为佳品。

● 储存方法

放在阴凉干燥处储存，防潮、防虫蛀、防泛油。

》食疗方

1. **紫苏子粥：** 紫苏子 10 克，大米 100 克。

将紫苏子洗净，放入锅中，加入适量清水，浸泡 20 ～ 30 分钟，煮沸 10 分钟，大米淘净，煮沸后，改用文火煮至大米熟烂，即可食用。

有润肠通便、补益脾肺的作用。适用于老年人病后大便不通，燥结难解等。

2. 紫苏子酒： 紫苏子 30 克，黄酒 1000 克。

将紫苏子放入锅中，用文火微炒，取一个铝制料盒，把炒好的紫苏子放入料盒中，再把它放入酒瓶中，倒入黄酒，密封，经过 10 天，待紫苏子的有效成分溶入酒内，即可饮用。每日饮 20 ～ 50 毫升。

有止咳平喘、降气消痰的作用。适用于咳嗽气喘，多痰等。热性咳喘不宜服用。

3. 紫苏子桃仁粥： 紫苏子 20 克，桃仁 6 克，大米 100 克。

将紫苏子洗净、烘干，研磨成细粉，桃仁洗净，大米淘净。把大米放入锅内，加入适量清水，放入桃仁，烧沸后改用文火，煮至大米快熟烂时加入紫苏粉，再煮至大米熟烂，即可食用。

有行气宽中、下气消痰、润肠通便的作用。适用于气管炎，支气管炎，咳嗽痰喘，便秘等症。

4. 生姜紫苏饮： 紫苏子 10 克，生姜 15 克，红糖 20 克。

将紫苏子洗净，生姜洗净、切片，一起放入锅内，加入适量清水、再加入红糖，煮沸后改用文火，再煮 20 分钟，即可饮用。

有止咳化痰、平喘润肠的作用。适用于外感风寒、风热时邪等症。

69

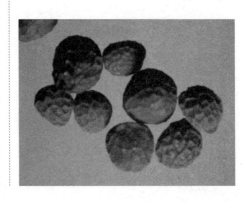

菊花

别名： 菊、亳菊、杭白菊、徽菊、滁菊。

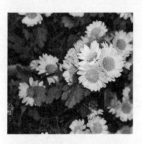

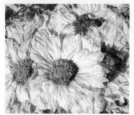

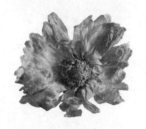

菊花为菊科植物菊的干燥头状花序。9～11月花盛开时分批采收，阴干或焙干，或熏、蒸后晒干。

■ **本草纲目摘录**

[性味] 苦，平，无毒。

[主治] 诸风头眩肿痛，目欲脱，泪出皮肤死肌，恶风湿痹。久服利血气，轻身耐老延年。疗腰痛去来陶陶，除胸中烦热，安肠胃，利五脉，调四肢。作枕明目，叶亦明目，生熟并可食。养目血，去翳膜。

■ **现代论述**

[性味] 甘、苦，微寒。

[功效与主治] 有散风清热、平肝明目的功效。适用于风热感冒，头痛眩晕，目赤肿痛，眼目昏花等症。

● **药材选购**

药材为头状花序。外层有数层舌状花，中心为管状花，基部有总苞，气清香。

商品以身干、颜色白色或黄色、花瓣完整、香气浓郁者为佳品。

● **储存方法**

放在阴凉干燥处，一般应密闭储存。防霉变、防虫蛀。

● **饮食宜忌**

忌和芹菜同食。

》食疗方

1. 菊花茶：菊花 4～5 朵。

将菊花放入茶杯内，用沸水冲泡，香气浓郁，即可饮用。

🌿 有疏风清热、提神醒脑、养肝明目、降压通脉的作用。如果早晨用棉签蘸菊花茶汁轻敷眼睛，有助于消除黑眼圈。

2. 菊花芦根饮： 菊花5克，芦根20克。

将菊花、芦根洗净，放入锅内，加入适量清水，煎煮10分钟，或者直接用沸水冲泡，做茶饮。

🌿 有清热解毒的作用。适用于风热感冒患者。

3. 菊花核桃粥： 菊花15克，核桃仁15克，大米100克。

将菊花、核桃仁洗净，大米淘净，同时放入锅内，加入适量清水，烧沸后，改用文火煮至大米熟烂，即可食用。

🌿 有散风热、补肝肾、降低血压的作用。健康人食用可以增强抵抗力，因此秋天食用更为适宜。还适用于高血压患者。

4. 菊花鸡片： 菊花100克，鸡胸脯肉250克。

将鸡胸脯肉洗净，切成薄片，用料酒、精盐腌制10分钟，用鸡蛋清调成蛋糊，再用湿淀粉上浆，放入油锅内炸焦。再按照常法勾芡（用姜丝和白糖做芡），放入炸好的鸡片，在锅内翻炒，并加入菊花，略微煸炒，即可食用。

🌿 有补养五脏、祛风明目、益血润颜的作用。

5. 菊花猪肝汤： 菊花10朵，猪肝200克。

将菊花洗净、掰碎，放入锅内，加入适量清水，煮10分钟，猪肝洗净、切片，待水开时，将猪肝放入锅内。烧煮至待猪肝熟烂（注意猪肝不宜久煮，以免过老，不宜食用），加入调料（葱花、姜丝、精盐、鸡精），即可食用。此汤清淡爽口，幽香宜人。

🌿 有滋养肝血、养颜明目的作用，尤适合女性食用。

6. 菊花山楂茶： 菊花15克，山楂15克。

将菊花洗净，山楂洗净、切片（可用山楂片），放入杯中，用沸水冲泡或烧沸水煮（水开5分钟，不可时间过久），即可饮用。

🌿 有健脾、消食、清热、降脂的作用。适用于高血压，冠状动脉粥样硬化性心脏病，高脂血症等。

茵陈

别名： 茵陈蒿、绵茵陈、白蒿、绒蒿、松毛艾。

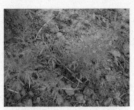

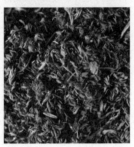

茵陈为菊科多年生草本植物茵陈蒿或滨蒿的嫩苗。春季幼苗高6～10厘米时采收，晒干，称为"绵茵陈"。秋季花蕾出现后采割，除去老茎者，称"茵陈蒿"。

■ 本草纲目摘录

[性味] 苦，平、微寒，无毒。

[主治] 风湿寒热邪气，热结黄疸。久服轻身益气耐老。面白悦长年。治通身发黄，小便不利，除头热，去伏瘕。

■ 现代论述

[性味] 苦、辛，微寒。

[功效与主治] 有清湿热、退黄疸的功效。适用于黄疸尿少，湿疮瘙痒，传染性黄疸型肝炎等症。

● 药材选购

绵茵陈：药材卷曲成团状，灰白色或灰绿色，全体密被白色茸毛，绵软如绒。茎细小，长1.5～2.5厘米。质地脆，易折断。叶具柄；展平后叶片呈一至三回羽状分裂。气清香，味微苦。商品以质地柔嫩、绵软、灰绿色、香气浓者为佳品。

茵陈蒿：药材呈圆柱状，多分枝，长30~100厘米。表面淡紫色，被短柔毛；体轻，质地脆弱。叶密集；头状花序卵形，多数集成圆锥状。气芳香，味微苦。商品以叶多、绿色、无杂质者为佳品。

● 储存方法

放在阴凉干燥处储存，防潮、防霉变。

》食疗方

1. 凉拌茵陈：茵陈蒿 250 克。

将茵陈洗净，放入锅内，用沸水焯透，捞出后放在凉水中浸泡 10 分钟，取出，挤掉多余水分，切碎并放入盘中，加入精盐、味精、白糖、香油，拌匀，即可食用。

🌿 有利湿退黄、祛风明目的作用。适用于湿热黄疸，小便不利，风疹疥疮，两目晕花，夜盲等症。

2. 茵陈炒肉丝： 茵陈 250 克，猪肉 100 克。

将茵陈洗净，放入锅内，稍用水焯，捞出后放在凉水中浸泡 10 分钟，挤出多余水分，切段，备用。将猪肉洗净、切丝，放入炒锅内，同时加入调料（料酒、精盐、鸡精、酱油、葱段、姜丝），煸炒片刻，再放入茵陈，炒至肉丝成熟，即可食用。

🌿 有健脾益胃、和中利湿的作用。适用于脾胃不和，食欲不振，小便不畅，大便溏泄等症。

3. 茵陈荷叶粥： 茵陈 25 克，鲜荷叶 1 张，大米 100 克。

将茵陈、荷叶洗净，放入锅内，加入适量清水，煮 20 分钟，捞出茵陈、荷叶。将大米淘净，放入锅内，再加入适量清水，煮沸后，改用文火煮至大米熟烂，即可食用。食用时可以加入适量白糖。

🌿 有健补脾胃、利胆退黄的作用。适用于慢性肝炎。

4. 茵陈饼： 茵陈 50 克，面粉 250 克。

将茵陈洗净、切碎，加入面粉做成菜饼，烙或烤熟，即可食用。

🌿 有疏肝养肝，清利湿热作用。适用于预防与治疗黄疸性肝炎。

5. 茵陈鸡蛋： 茵陈 30 克，青蒿 15 克，木贼 10 克，鸡蛋 2 个。

将茵陈、青蒿、木贼洗净，浸泡 15 分钟，鸡蛋洗净，一起放入锅内，加入适量清水，煮沸后，改用文火煮 10 分钟，将鸡蛋剥去蛋壳，再放入锅内，煮 5 分钟，加入适量红糖，即可食用。

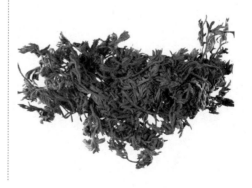

青蒿

别名：蒿子、臭蒿、香蒿、苦蒿、香青蒿、细叶蒿、细青蒿。

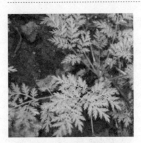

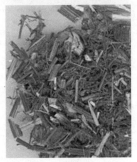

■ 本草纲目摘录

[性味] 苦，寒，无毒。

[主治] 疥瘙痂痒恶疮，杀虱，治留热在骨节间，明目。鬼气尸疰伏留，妇人血气，腹内满，冷热久痢。补中益气，轻身补劳，驻颜色，长毛发，令黑不老，兼去蒜发，杀风毒。治疟疾寒热。

■ 现代论述

[性味] 苦、辛，寒。

[功效与主治] 清热解暑，除蒸，截疟。适用于暑邪发热，阴虚发热，夜热早凉，骨蒸劳热，疟疾寒热，湿热黄疸等症。

青蒿为菊科植物黄花蒿的干燥地上部分。秋季花盛开时采割，除去老茎，阴干。

● 药材选购

药材呈圆柱形，上部多分枝，表面黄绿色或棕黄色，具纵棱线；质略硬，易折断，断面中部有髓。叶互生，暗绿色或棕绿色，卷缩易碎，完整者展平后为三回羽状深裂，裂片及小裂片矩圆形或长椭圆形，两面被短毛。

商品以身干、绿色、叶多、香气浓者为佳品。

● 储存方法

放在阴凉干燥处储存，防潮、防霉变。

》食疗方

1. 青蒿枸杞鳖汤：青蒿 10 克，枸杞 20 克，鳖 1 只，冰糖适量。

将青蒿洗净，放入锅内，加入适量清水，煮沸 5 分钟，捞出青蒿，备用。将调料（料酒、葱段、姜丝）放入洗净的鳖的腹中，再将枸杞、冰糖放入锅内，倒入煎好的药汁，再中火煮至鳖肉熟烂，即可食用。

有解毒凉血、滋阴清热、滋阴养颜、补血滋润之功效。适宜女性食用。

2. 青蒿粥：鲜青蒿 100 克（干品 30 克），大米 100 克。

将青蒿洗净，放入锅内，加入适量清水，煮沸 5 分钟，捞出青蒿。

大米洗净后放入锅内，再加入适量清水，煮至粥熟烂，加入适量白糖，即可食用。

有清热退烧的功效。适用于外感发热，恶性疟疾发热等症。

3. 青蒿蹄花汤：青蒿 200 克，猪蹄 500 克。

将鲜猪蹄刮洗干净，剖成两片，切段，用清水漂净。青蒿洗净，放入锅底部，上面放猪蹄，加入调料（姜丝、精盐、鸡精），用文火炖至猪蹄熟烂，即可食用。

有清热解毒、滋补润燥的功效。

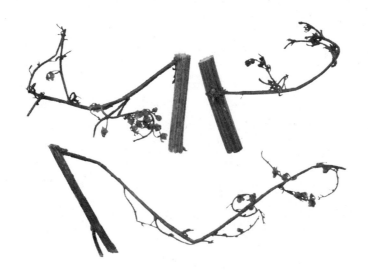

益母草

别名： 茺蔚、益母蒿、坤草。

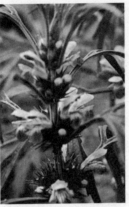

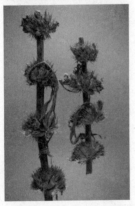

益母草为唇形科植物益母草的新鲜或干燥地上部分。夏、秋季花还没有完全开放时，割取地上部分，晒干或趁鲜时切段晒干。

■ 本草纲目摘录

[性味] 寒。茎、叶：味辛、微苦。花：味微苦、甘。根：味甘。并无毒。

[主治] 瘾疹痒，可作浴汤。捣汁服，主浮肿，下水，消恶毒疔肿、乳痈丹游等毒，并敷之。滴汁入耳中，主聤耳。捣敷蛇虺毒。活血破血，调经解毒，治胎漏产难，胎衣不下，血晕血风血痛，崩中漏下，尿血泻血，疳痢痔疾，打扑内损瘀血，大便小便不通。

■ 现代论述

[性味] 苦、辛，微寒。

[功效与主治] 有活血调经、利尿消肿的功效。适用于月经不调，痛经，经闭，产后瘀血腹痛，水肿尿少，急性肾炎水肿等症。

● 药材选购

药材茎呈方柱形，顺直，四面凹陷呈纵沟；切段的茎长 2～3 厘米，表面黄绿色或灰绿色，密被茸毛，棱及节处更多；质轻而韧，横断面有白色髓。叶片对生，有叶柄，叶片灰绿色，大多已经皱缩、破碎；下部完整叶片，用水泡开后为掌状 3 全裂的叶片。轮伞花序腋生，花淡紫色。气微，味微苦。

商品以质地嫩软、叶多、灰绿色、没有杂质者为佳品。

● **储存方法**

放在阴凉干燥处储存，防潮、防霉变。

》食疗方

1. 益母草粥：益母草 60 克，大米 50 克。

将益母草洗净，放入锅内，加入适量清水，煮沸约 105 分钟，将益母草捞出。大米淘净后放入锅内，再加适量清水，煮沸后，改用文火熬至大米熟烂，即可食用。益母草粥味甜、爽口。

有行血、养血的作用。适用于妇女月经不调，痛经，特别适于产妇服用。但由于益母草粥活血作用强，孕妇禁止服用。

2. 益母草煮鸡蛋：益母草 50 克，鸡蛋 2 个。

将益母草洗净、切段，放入锅内，加入适量清水，同时放入鸡蛋，煮沸至鸡蛋嫩熟后，取出鸡蛋，剥去蛋皮，再把鸡蛋放入锅内煮 5 分钟，即可吃蛋喝汤。

有活血调经、利水消肿的作用。适用于月经不调，功能性子宫出血。

3. 益母草鸡肉汤：益母草 100 克，鸡肉 250 克，香附 100 克。

把益母草洗净、泡软、切段，香附洗净。鸡肉用水洗净，切成小块。把益母草、香附和鸡肉一同放入锅内，加入适量清水，放入调料（葱段、姜片、料酒），煮至鸡肉熟烂。放入精盐，即可食用。

有调经活血、消肿利水的作用。

4. 凉拌益母草：益母草 250 克，胡萝卜 40 克，木耳 10 克。

将鲜益母草洗净，用水焯过，切成细段，胡萝卜切成细丝，木耳发透，一同放在盘中，加入大蒜末、精盐、醋、味精、香油，拌匀，即可食用。

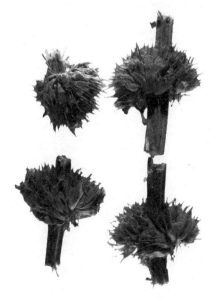

旋覆花

别名： 六月菊、鼓子花、小黄花子、金钱花、驴儿菜。

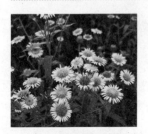

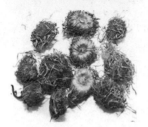

旋覆花为菊科植物旋覆花或欧亚旋覆花的干燥头状花序。夏、秋二季花开放时采收，除去杂质，阴干或晒干。

■ 本草纲目摘录

[性味] 咸，温，有小毒。

[主治] 结气胁下满，惊悸，除水，去五脏间寒热，补中下气。消胸上痰结，唾如胶漆，心胸痰水，膀胱留饮，风气湿痹，皮间死肉，目中眵䁾，利大肠，通血脉，益色泽。

■ 现代论述

[性味] 苦、辛、咸，微温。

[功效与主治] 有降气、消痰、行水、止呕的功效。适用于风寒咳嗽，痰饮蓄结，胸膈痞满，喘咳痰多，呕吐噫气等症。

● 药材选购

药材呈扁球形或类球形，直径 1～2 厘米。总苞由多数苞片组成，呈覆瓦状排列；总苞基部有时残留花梗，苞片及花梗表面被白色茸毛，舌状花1列，黄色，管状花多数，棕黄色；子房顶端有多数白色冠毛。

● 储存方法

放在阴凉干燥处贮藏，防虫蛀。

》食疗方

1. 旋覆花粥： 旋覆花 10 克，丹参 15 克，大米 100 克。

将旋覆花、丹参用纱布包好，放入锅内，加入适量清水，煮沸后，将洗净的大米放入锅内，待粥熟，即可食用。早、晚空腹服食。

🌿 有活血通络、下气散结的功效。适用于慢性肝炎，两胁胀痛，食少等。

2.旋覆花桃仁鸡：旋覆花9克，桃仁9克，鸡1只。

将桃仁去皮，和旋覆花、鸡一起洗净。将桃仁、旋覆花、葱段、姜片放入鸡腹内。把鸡放在盆中，用精盐、绍酒涂抹鸡身，加入适量清水，放蒸笼内，蒸60分钟，待鸡熟透，即可食用。每日1次，每次食50克。

❧ 有滋补气血的功效。

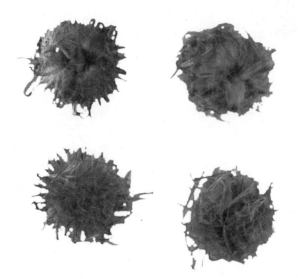

鸡冠花

别名： 鸡公花、鸡髻花、鸡冠头。

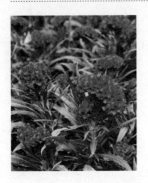

鸡冠花为苋科植物鸡冠花的干燥花序。秋季花盛开时采收，晒干。

> ### ■ 草纲目摘录
>
> [性味] 甘，凉，无毒。
>
> [主治] 痔漏下血，赤白下痢，崩中赤白带下，分赤白用。
>
> ### ■ 现代论述
>
> [性味] 甘、涩，凉。
>
> [功效与主治] 有收敛止血、止带、止痢的功效。适用于吐血，便血，痔血，赤白带下，久痢不止等症。

● 药材选购

药材为穗状花序，扁平而肥厚，呈鸡冠状，上缘宽，具皱褶，密生线状鳞片，下端渐窄，常残留扁平的茎。表面红色、紫红色或黄白色。中部以下密生多数小花，每花宿存的苞片及花被片均呈膜质。果实盖裂，体轻，质柔韧。

商品以朵大、色泽鲜艳者为佳品。

● 储存方法

放在阴凉干燥处贮藏，防虫蛀。

》食疗方

1. **冠花蚌肉汤：** 鸡冠花 100 克，河蚌肉 200 克。

将鸡冠花和蚌肉一起放入锅内，加入适量清水，煮熟后，加入调料（葱汁、姜汁、精盐），即可食用。

有凉血止血、清热解毒、清肝明目、滋阴润燥的功效。

2.**鸡冠花鸡蛋汤**：鸡冠花40克，鸡蛋2个。

将鸡冠花洗净，放入锅内，加入适量清水（500克为宜），煮沸后，将鸡蛋打碎，倒入锅内，再烧开，加入适量白糖，即可饮用。

有清热、凉血止血的功效。适用于鼻衄，吐血，便血，溺血等症。

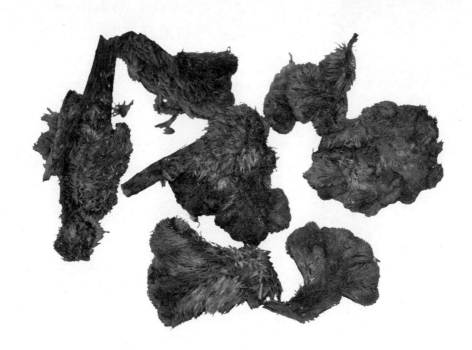

红花

别名：红蓝花、草红花。

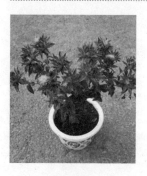

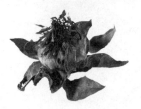

红花为菊科植物红花的干燥花。夏季花由黄变红时采摘，取管状花，除去杂质，阴干或微火烘干。

■ **本草纲目摘录**

[性味]辛，温，无毒。

[主治]产后血晕口噤，腹内恶血不尽绞痛，胎死腹中，并酒煮服。亦主蛊毒。多用破留血，少用养血。活血润燥，止痛散肿，通经。

■ **现代论述**

[性味]辛，温。

[功效与主治]有活血通经、散瘀止痛的功效。适用于经闭，痛经，恶露不行，跌扑损伤，疮疡肿痛。

● **药材选购**

药材为管状花，橙红色，花管狭细，花药黄色，联合成管，高出裂片之外，其中央有柱头露出。具特异香气，味微苦。

商品以花片长、色鲜红、质地柔软者为佳品。

● **储存方法**

放在阴凉干燥处贮藏，防潮、防虫蛀。

● **饮食宜忌**

孕妇慎用。

》**食疗方**

1. 红花三七茶：红花4克，三七花2克。

将红花和三七花洗净，放入茶杯里，用沸水冲开，待5分钟后，药材成分溶入水中，即可饮用。

有降压止痛、活血化瘀的作用。

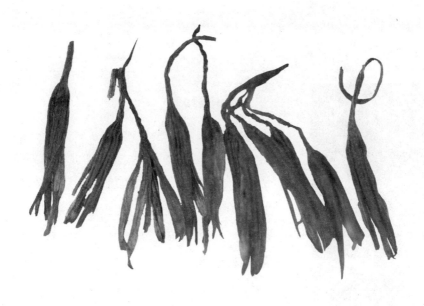

　　2.红花饮：红花1克，西洋参1克。

　　将西洋参放入锅中，加入适量清水，煮沸后，用文火再煮20分钟，放入红花，浸泡10分钟，即可饮用。

红花饮为橙黄色，有西洋参香气，口感微甜。

　　🍃 有活血通经、消肿止痛、美容祛斑等功效。也是中老年长寿、中青年妇女保健之佳品。

大蓟

别名：刺蓟、大刺儿菜、山牛蒡。

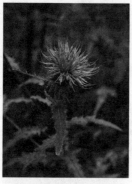

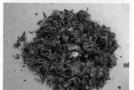

大蓟为菊科植物大蓟的干燥全草。夏、秋季开花时，割取全草，晒干。

■ **本草纲目摘录**

[性味] 甘，温，无毒。

[主治] 女子赤白沃，安胎，止吐血鼻衄，令人肥健。叶：治肠痈，腹脏瘀血，作晕扑损，生研，酒并小便任服。又恶疮疥癣，同盐研罯之。

■ **现代论述**

[性味] 甘、苦，凉。

[功效与主治] 有凉血止血、祛瘀消肿的功效。适用于吐血，衄血，尿血，便血，外伤出血等症。

● **药材选购**

药材呈圆柱状，表面绿褐色，有数条纵棱和丝状毛，髓中空；叶片倒披针形或倒卵状椭圆形，羽状深裂，边缘有细针刺。头状花序顶生。

商品以身干、颜色鲜艳、没有杂质者为佳品。

● **储存方法**

放在通风干燥处储存，防潮、防霉变。

》食疗方

1. **大蓟炖牛肉**：大蓟 100 克，牛肉 500 克。

将大蓟洗净，切成小段，备用。将牛肉洗净、切块，放入锅内，加入适量清水，煮沸后，去掉浮沫，再将大蓟和调料（姜片、葱段、料酒、精盐、鸡精）一起放入锅内，加入适量清水，煮沸后改用文火，煮至牛肉熟烂，即可食用。

有补血活血、通经凉血的作用。适用于女子血痨，恶寒发热，头痛等症。

2. 大蓟炒鸡蛋：鲜大蓟100克，鸡蛋2个。

将鲜大蓟洗净，放入锅内，稍焯后放在清水中，浸泡10分钟，去掉苦味，捞出，去掉多余水分，切成小段。鸡蛋打碎，放入锅内煸炒，同时放入切好的大蓟和调料（精盐、鸡精），待鸡蛋炒熟，即可食用。

有凉血止血、清热解毒、滋阴润燥的作用。适用于虚劳吐血，衄血，咽喉肿痛，痢疾，营养不良等症。

3. 萝卜大蓟青小豆粥：大蓟20克，萝卜50克，青小豆50克。

将大蓟洗净、切段，萝卜洗净、切成小块。青小豆浸泡2小时，洗净后放入锅内，待粥快熟时加入萝卜、大蓟，再煮至大米熟烂，即可食用。

有消积滞、化痰、利尿、凉血止血、消炎的作用。适用于慢性肾盂肾炎，血尿等。

4. 大蓟酒：大蓟250克，白酒（59度）500克。

将大蓟洗净、切段，放入酒瓶内，密封，10天后即可饮用。

有凉血止血的作用。适用于妇人崩中去血不止。

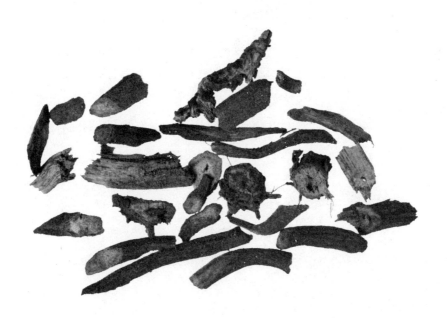

小蓟

别名：刺儿菜、枪刀菜、刺儿蓟、千针草、刺角菜、刺儿草。

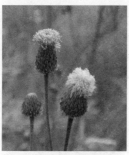

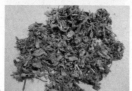

小蓟为菊科植物刺儿菜的干燥地上部分。夏、秋两季开花时采挖，晒干。

■ **本草纲目摘录**

[性味]甘，温，无毒。

[主治]养精保血。破宿血，生新血，暴下血血崩，金疮出血，呕血等，绞取汁温服。作煎和糖，合金疮，及蜘蛛蛇蝎毒，服之亦佳。治热毒风，并胸膈烦闷，开胃下食，退热，补虚损。苗：去烦热，生研汁服。作菜食，除风热。夏月热烦不止，捣汁半升服，立瘥。

■ **现代论述**

[性味]甘、苦，凉。

[功效与主治]有凉血止血、祛瘀消肿的功效。适用于吐血，衄血，尿血，创伤出血，便血等症。

● **药材选购**

药材呈圆柱形，顶部常有分枝，长5～30厘米。表面灰绿色或淡紫色，有白色柔毛。质地脆弱。叶片互生，长椭圆形，边缘有针刺，两面有白色柔毛。头状花序顶生，花紫红色。

商品以身干、叶多、灰绿颜色、没有杂质者为佳品。

● **储存方法**

放在阴凉干燥处储存，防潮。

》食疗方

1. **小蓟粥**：小蓟100克，大米100克。

将小蓟洗净，在沸水中焯过后捞出，切成小段。将大米淘净，放入锅内，加入适量清水，煮沸后，改用文火煮至粥将熟烂时，加入小蓟，再煮至大米熟烂，加入精盐，撒上葱末，淋上香油，即可食用。

2. 小蓟红花大枣粥：小蓟25克，红花5克，大枣10枚，大米100克。

将小蓟洗净，放入砂锅内，加入清水熬煮，当5碗水熬至1碗水时捞出小蓟。将大米淘净，大枣洗净，放入砂锅内，加入适量清水，煮沸后改用文火，煮至大米半熟时，再将红花和药汁倒入粥中，搅拌均匀，再煮至大米熟烂，即可食用。食用时可加入适量砂糖。

🌿 有凉血止血、活血化瘀、养血安神的作用。适用于肿瘤患者放疗、化疗期间食用。

3. 小蓟炒肉丝：小蓟50克，肉丝250克。

将小蓟洗净、切丝，猪肉洗净、切丝，一起放入炒锅内煸炒至熟，炒时加入调料（葱段、精盐、鸡精、酱油），即可食用。

4. 小蓟饮：鲜小蓟200克，白糖50克。

将鲜小蓟洗净、切碎，放入锅内煮30分钟，捞出小蓟，加入白糖，即可饮用。

🌿 有清热、凉血止血的作用。

5. 双蓟酒：小蓟根100克，大蓟根100克，白酒300克。

将小蓟根、大蓟根洗净、切碎，放入白酒瓶内，密封，浸泡7天，即可饮用。

🌿 有凉血止血的作用。适用于妇人崩中去血不止。

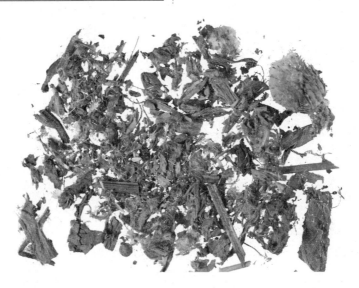

大青叶

别名：大青、蓝叶、蓝菜、蓝靛叶。

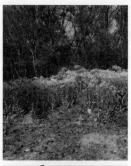

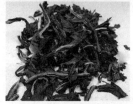

大青叶为十字花科植物菘蓝的干燥叶。夏、秋二季分2～3次采收，除去杂质，晒干。

■ 本草纲目摘录

[性味]苦，大寒，无毒。

[主治]时气头痛，大热口疮。除时行热毒，甚良。治热毒风，心烦闷，渴疾口干，小儿身热疾风疹，及金石药毒。涂署肿毒。主热毒痢，黄疸、喉痹、丹毒。

■ 现代论述

[性味]苦，寒。

[功效与主治]有清热解毒、凉血消斑的功效。适用于高热神昏，发斑发疹，黄疸，热痢，疟腮，丹毒，痈肿。

● 药材选购

药材皱缩卷曲，有的破碎。完整叶片展平后呈长椭圆形；上表面暗灰绿色，有的可见色较深稍突起的小点；先端钝，全缘或微波状，基部狭窄下延至叶柄呈翼状；叶柄淡棕黄色。质脆。

商品以身干、叶片大、没有叶柄、暗灰绿色者为佳品。

● 储存方法

放在阴凉干燥处贮藏，防霉变。

》食疗方

1. **大青叶汁粥：**大青叶30克，大米50克。

将新鲜大青叶榨汁，备用。大米洗净，放入锅内，加入适量清水煮粥，待粥熟后，把大青叶汁倒入粥内，再加入适量白糖，稍煮沸，即可食用。

🌿 有清热解毒的功效。

2. 青叶双花饮： 大青叶 10 克，金银花 15 克，蜂蜜 50 克。

将大青叶、金银花一起放入锅内，加入适量清水，煮沸 3 分钟，捞出药材，加入蜂蜜，搅匀，即可饮用，可作为茶饮。

🌿 适用于风热咳嗽。

3. 青叶桃仁粥： 大青叶 15 克，桃仁 15 克，大米 100 克。

将大青叶、桃仁放入锅内，加入适量清水，煮沸 5 分钟，将药材捞出，再将大米放入锅内，煮至粥熟烂，即可食用。早、晚分食。

🌿 有解毒、活血行瘀的功效。适用于各种寻常疣。

4. 大青叶炖藕： 大青叶 20 克，藕 250 克。

将大青叶放入锅内，加入适量清水，煎煮 15 分钟，捞出药材。藕削去外皮，洗净，切成细条，放入锅内，煮 30 分钟，加入盐、味精，即可食用。

🌿 有清热、凉血、止痒的功效。适用于止痒和带状疱疹。

5. 大青叶煮猪肝： 大青叶 30 克，猪肝 250 克，精盐、味精适量。

将大青叶洗净，放入锅内，加水适量清水，煮 30 分钟，捞出药材。再把猪肝洗净，切成薄片，放入锅内，待猪肝熟透，加入适量精盐、味精，即可食用。

🌿 有清热解毒、补气健脾的功效。适用于急、慢性肝炎。

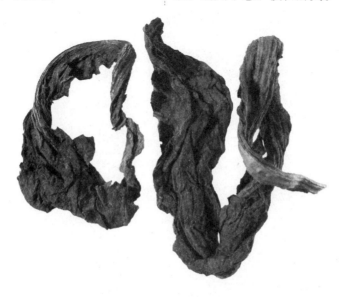

牛蒡

别名：恶实、大力子。

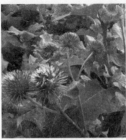

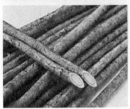

牛蒡为菊科植物牛蒡的根。10月间采挖2年以上的根，洗净，晒干。

■ **本草纲目摘录**

[**性味**] 苦，寒，无毒。

[**主治**] 伤寒寒热汗出，中风面肿，消渴热中，逐水。久服轻身耐老。根：主牙齿痛，劳疟诸风，脚缓弱风毒，痈疽，咳嗽伤肺，肺壅疝瘕，冷气积血。可常作菜食，令人身轻。切根拌豆、面作饭食，消胀壅。茎叶煮汁作浴汤，去皮间习习如虫行。又入盐花生捣，揾一切肿毒。

■ **现代论述**

[**性味**] 苦，寒。

[**功效与主治**] 有祛风热、消肿毒的功效。适用于风毒面肿，头晕，咽喉热肿，齿痛，咳嗽，痈疽疮疥。

● **药材选购**

药材呈纺锤状，肉质而直，皮部黑褐色，有皱纹，内呈黄白色。味微苦而性黏。

● **储存方法**

放在通风干燥处储存，防潮、防霉变、防虫蛀。

》食疗方

1. 牛蒡根粥：牛蒡根10克，大米50克。

将牛蒡根洗净，切成小段，放入锅内，加入适量清水，煮至大米熟烂，即可食用。每日2次，温热服用。

有清热解毒、消疮肿的功效。

2. **牛蒡海带羹**：牛蒡 100 克，海带 30 克，草决明 15 粒。

将牛蒡洗净、切成细丝，海带切细条，和草决明一同放入锅内，加入适量清水，煮熟后，捞出草决明，即可食用。

适用于结膜炎，高血压等。

3. **蜜汁牛蒡**：牛蒡 500 克，麦芽 240 克，糖 500 克，酸梅 4 粒，白芝麻少许。

将牛蒡洗净，切成 3 厘米长的小段，放入锅内，加入适量清水（要淹过牛蒡），煮至熟烂，加入酸梅，上、下翻动使之入味，再加入糖，用小火续熬至糖溶化，待水分收干，即可食用。食用前拌入少许白芝麻，增加美味。

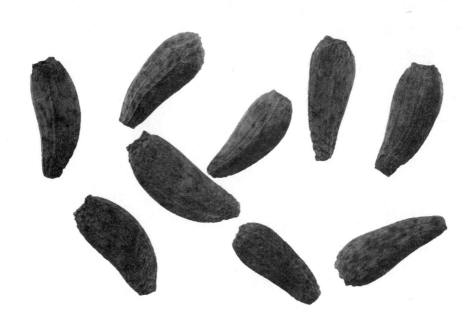

芦根

别名: 芦茅根、苇子根、苇根。

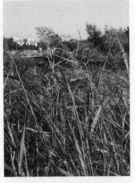

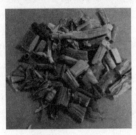

芦根为禾本科植物芦苇的新鲜或干燥根茎。全年均可以采挖,挖出根茎,除去芽、须根及膜状叶,晒干或鲜用。

■ 本草纲目摘录

[性味] 甘、辛,平,无毒。

[主治] 消渴客热,止小便利。疗反胃呕逆不下食,胃中热,伤寒内热,弥良。解大热,开胃,治噎哕不止。寒热时疾烦闷,泻痢人渴,孕妇心热。

■ 现代论述

[性味] 甘,寒。

[功效与主治] 有清热生津、除烦、止呕、利尿的功效。适用于热病烦渴,肺热咳嗽,肺痈吐脓,热淋涩痛等症。

● 药材选购

药材呈长圆柱形,表面黄白色,有光泽,有环状节。体轻,质地柔韧,不容易折断。横断面黄白色,中空,有小孔排列成环状。有甜味。

商品以条粗大、黄白色、没有须根者为佳品。

● 储存方法

鲜芦根应埋在湿沙中储存。

● 饮食宜忌

芦根忌巴豆。

》食疗方

1. **芦根粥:** 鲜芦根50克,大米100克。

将鲜芦根洗净、切片,大米淘净,一起放入锅内,加入适量清水,煮沸后,改用文火煮至大米烂熟,即可食用。

有补肾行水、健脾和胃的作用。适用于肾炎患者食用。健康人食用可以健胃，增加食欲。

2. 芦根鳝鱼汤： 芦根 30 克，桑寄生 60 克，鳝鱼 1000 克。

将芦根、桑寄生洗净、切段，黄鳝去内脏、洗净，一起放入锅内，加入适量清水和调料（葱段、姜片、精盐、料酒），煮至鳝鱼熟烂，即可食用。

有益肾保肺、清肺养阴的作用。鳝鱼不宜与狗肉、南瓜、菠菜、红枣同食。芦根忌巴豆。

3. 鲜芦根炖冰糖： 鲜芦根 100 克，冰糖 50 克。

将鲜芦根洗净、切段，加入适量冰糖，一起放入碗内，隔水炖熟，即可饮用。

有清热生津、润肺和胃、除烦止呕的作用。适用于胃热口臭，胃热烦渴，呕吐等症。夏季炎热时最为适宜。

4. 芦根薄荷饮： 芦根 30 克，薄荷 5 克。

将芦根洗净、切段，放入锅内，加入适量清水，煮 10 分钟。将薄荷叶洗净，再放入锅内，煮 5 分钟，即可饮用。

有利尿消肿、解表发汗的作用。

5. 芦根煮兔肉： 鲜芦根 100 克，冬瓜 100 克，兔肉 500 克，生姜 20 克。

将芦根洗净、切段，冬瓜洗净、切块，生姜切片，一起放入锅内，加入适量清水和精盐。将兔肉洗净，切成大块，放入锅内，煮沸后，改用文火煮至兔肉熟烂后捞出，切成小块，加酱油、鸡精、香醋、香油调味，即可食用。

有凉血、降低血脂、清热除烦的作用。常食有健身、减肥的效果。

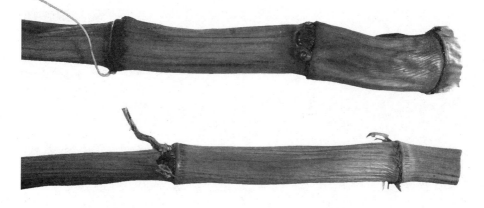

地黄

别名： 生地、地髓、干生地、牛奶子、婆婆奶。

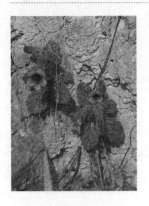

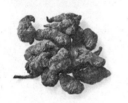

地黄为玄参科植物地黄的新鲜或干燥块根。秋季采挖，除去芦头、须根及泥沙，鲜用；或将地黄缓缓烘焙至约八成干。前者习称"鲜地黄"，后者习称"生地黄"。

■ 本草纲目摘录

[**性味**] 甘，寒，无毒。

[**主治**] 伤中，逐血痹，填骨髓，长肌肉。作汤除寒热积聚，除痹，疗折跌绝筋。久服轻身不老，生者尤良。主男子五劳七伤，女子伤中胞漏下血，破恶血，溺血，利大小肠，去胃中宿食，饱力断绝，补五脏内伤不足，通血脉，益气力，利耳目。

■ 现代论述

[**性味**] 甘，寒。

[**功效与主治**] 鲜地黄有清热生津、凉血止血的功效。适用于热病伤阴，吐血，衄血，咽喉肿痛。生地黄有清热凉血、养阴生津的功效。适用于内热消渴，吐血，衄血，发斑发疹。

● 药材选购

生地黄药材为不规则团块状或长圆形，中间膨大，两端稍细，有的细小，长条状，稍扁而扭曲。表面棕黑色或棕灰色，极皱缩，具不规则的横曲纹。体重，质较软而韧，不易折断，断面棕黑色或乌黑色，有光泽，具黏性。

● 储存方法

放在阴凉干燥处贮藏，防霉变、防虫蛀。

》食疗方

1. **地黄酒：** 熟地黄 30 克，枸杞 20 克，白酒（56 度）500 毫升。

将熟地黄切片，枸杞子洗净，一起放入白酒瓶中，密封放置15天，即可服用。酒喝完可以再加300毫升白酒，浸泡15天后饮用。每次15毫升，1日2次。

🌿 有补血养阴、滋肾益精的功效。适用于精血不足，健忘，脱发，不孕，腰膝酸软等症。

2.地黄粥：地黄100克，大米250克。

将地黄洗净、切片，和洗净的大米一起放入锅内，加入适量清水，煮至大米熟烂，即可食用。

🌿 有补虚的作用。适用于咳嗽唾血，四肢无力，渐渐羸瘦，心烦失眠等症。

3.地黄炖猪蹄：熟地黄20克，酸枣仁10克，猪蹄500克，油菜100克。

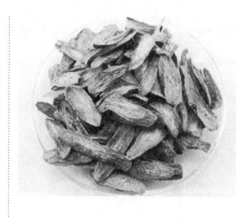

将熟地黄洗净、切片，酸枣仁洗净，猪蹄洗净，从中间劈开，一起放入锅内，加入调料（料酒、葱段、姜片），加入适量清水，炖至猪蹄熟烂，再将洗净、切段的油菜放入锅内，加入适量精盐、胡椒粉，再煮至油菜熟烂，即可食用。

🌿 有补血滋阴、补肾、宁心安神的功效。适用于眩晕，心悸，失眠多梦，心烦不安等症。

麦冬

别名： 麦门冬、沿阶草、门东、不死草、羊韭。

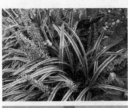

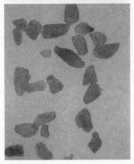

麦冬为百合科多年生草本植物麦冬的干燥块根。夏季采挖，洗净，反复暴晒、堆置，至七八成干，除去须根，干燥。

■ 本草纲目摘录

[性味] 甘，平，无毒。

[主治] 心腹结气，伤中伤饱，胃络脉绝，羸瘦短气。久服轻身不老不饥。疗身重目黄，心下支满，虚劳客热，口干燥渴，止呕吐，愈痿蹶，强阴益精，消谷调中保神，定肺气，安五脏，令人肥健，美颜色，有子。

■ 现代论述

[性味] 甘、微苦，寒。

[功效与主治] 有养阴润肺、清心除烦、益胃生津的功效。适用于热病伤津，心烦，口渴，咽干，肺热燥湿，咯血，咽喉肿痛等症。

● 药材选购

药材呈纺锤形，两端尖，长 1.5 ~ 3 厘米。表面黄白色或淡黄色，有细的皱纹。质地柔韧，横断面黄白色，半透明。

商品以药体肥大、颜色黄白色者为佳品。

● 储存方法

放在阴凉干燥处储存，防霉变、防潮、防泛油和虫蛀。

》食疗方

1. 麦冬粥： 麦冬 20 克，大米 200 克。

将麦冬洗净，放入锅内，加入适量清水，煎煮 1 小时，捞出麦冬，留下煎麦冬的水，将大米淘净，放入锅内，再加入适量清水，用大火烧沸，改用文火烧煮成粥，加入适量冰糖，即可食用。

🌿 有润肺、养胃、清心的作用。适用于咳嗽咯血，虚劳烦热，咽干口渴等症。健康人常食用可以增强免疫力，滋壮身体，延年益寿。

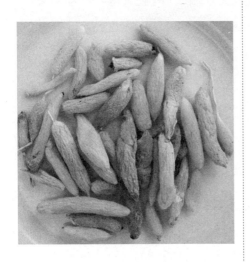

2. 麦冬酒：麦冬 30 克，白酒（50 度）500 克。

将麦冬洗净、切片，放进白酒中，浸泡 20 天，即可饮用。

3. 冬莲子饮：麦冬 10 克，白莲子 10 克。

将麦冬洗净、切段，白莲子泡好、去芯，放入锅内，加入适量清水，煮沸后，用文火再煮 20 分钟，待莲子熟透，即可饮用，也可食白莲子。

🌿 适用于慢性咽炎。

4. 柏子炖猪心：麦冬 9 克，柏子仁 15 克，猪心 1 个。

将麦冬和柏子仁洗净，麦冬切段，猪心洗净，洗去淤血。将柏子仁、麦冬放入猪心内，放在碗内，加入适量清水，用中火隔水炖至猪心烂熟，即可食用。每 3 天服食 1 次。

🌿 有补血养心、益智宁神的作用。适用于心悸，失眠，精神恍惚等症。

淡竹叶

别名： 土麦冬、金竹叶、山鸡米、林下竹。

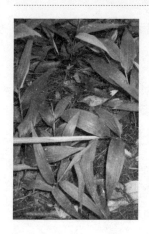

淡竹叶为禾本科植物淡竹叶的干燥茎叶。夏季未抽花穗前采割，晒干。

本草纲目摘录

[**性味**] 甘，寒，无毒。

[**主治**] 去烦热，利小便，清心。

现代论述

[**性味**] 甘、淡，寒。

[**功效与主治**] 有清热除烦、利尿的功效。适用于热病烦渴，小便赤涩，口舌生疮等症。

● 药材选购

药材茎呈圆柱形，有节，表面淡黄绿色，横断面中空。叶片披针形，表面浅绿色，叶脉平行。体轻，质地柔韧。

商品以叶多、颜色发绿、无根和花序者为佳品。

● 储存方法

放在干燥处储存，防霉变、防虫蛀。

》食疗方

1. **竹叶茵陈粥：** 淡竹叶 30 克，茵陈 6 克，大米 100 克。

将淡竹叶、茵陈洗净，大米淘净，一起放入锅内，加入适量清水，煮沸后，改用文火煮至大米熟烂，即可食用。

🌿 有清心宁神的作用。

2. **竹叶酒：** 淡竹叶 50 克，白酒 500 克。

将淡竹叶洗净，和白酒一起放入酒瓶内，密闭，10 天后即可饮用。

🌿 有祛风湿、畅心神的作用。适用于风湿热痹，关节热痛，心烦，尿黄赤者。

3. 竹叶豆腐：淡竹叶 15 克，豆腐 150 克。

将淡竹叶洗净，加入适量清水，煮 20 分钟，捞出淡竹叶。将豆腐洗净，切成小块，放入锅内，加入适量清水，煮沸后，改用文火煮 30 分钟，即可食用。如喜甜食，可加入适量白糖。

🍃 有清热解毒、明目的作用。适用于结膜炎患者食用。

4. 竹叶粥：淡竹叶 30 克，大米 100 克。

将淡竹叶洗净，加入适量清水，

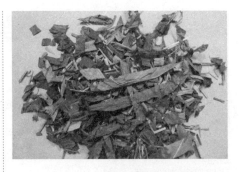

煮 20 分钟，捞出淡竹叶。将大米淘净，放入锅内，煮沸后，改用文火煮至大米熟烂，即可食用。如喜甜食，可加入适量冰糖。

🍃 有清热除烦的作用。

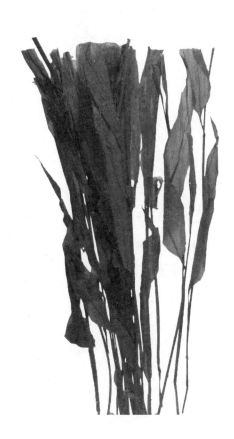

鸭跖草

别名： 竹节菜、鸭鹊草、蓝花菜、蓝花水竹草。

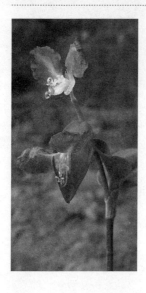

鸭跖草为鸭跖草科植物鸭跖草的干燥地上部分。夏、秋二季采收，晒干。

本草纲目摘录

[性味] 苦，大寒，无毒。

[主治] 寒热瘴疟，痰饮疔肿，肉症涩滞，小儿丹毒，发热狂痫，大腹痞满，身面气肿，热痢，蛇犬咬、痈疽等毒。和赤小豆煮食，下水气湿痹，利小便。消喉痹。

现代论述

[性味] 甘、淡，寒。

[功效与主治] 有清热解毒、利水消肿的功效。适用于风热感冒，高热不退，咽喉肿痛，水肿尿少，痈肿疔毒。

药材选购

药材呈黄绿色或黄白色，较光滑。茎有纵棱，有分枝或须根，节稍膨大；质柔软，断面中心有髓。叶互生，多皱缩、破碎，完整叶片展平后呈卵状披针形或披针形；基部下延成膜质叶鞘，抱茎，叶脉平行。花多脱落，总苞佛焰苞状，心形，两边不相连；花瓣皱缩，蓝色。

储存方法

放在阴凉干燥处储存，防潮、防霉变。

》食疗方

1. **鸭跖草薄荷芦根饮：** 鲜鸭跖草 50 克，薄荷 10 克，芦根 50 克。

将上述 3 种药材洗净，放入锅内，加入适量清水，煮沸后，改用文火煮 10 分钟，即可饮用。

有解表清热、生津的功效。适用于外感风热，发热口渴等症。

2.**鸭跖草薄荷汁饮**：鲜鸭跖草60克，鲜薄荷40克。

将上述2种中药洗净、捣烂，榨取汁液，即可饮用。每次服1杯。

有清热解毒、利咽喉的功效。适用于咽喉肿痛。

3.**鸭跖草车前饮**：鲜鸭跖草60克，鲜车前草60克。

将上述2种中药洗净、捣烂，

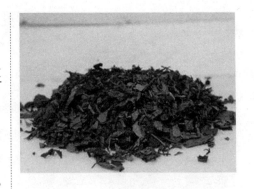

榨取汁液，加入适量蜂蜜，即可饮用。

有清热利尿、通淋的功效。适用于小便不利。

101

款冬花

别名：冬花、款花、艾冬花。

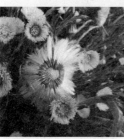

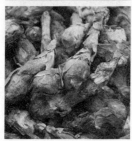

款冬花为菊科植物款冬的干燥花蕾。12月采挖，除去花梗及泥沙，阴干。

■ 本草纲目摘录

[**性味**] 辛，温，无毒。

[**主治**] 咳逆上气善喘，喉痹，诸惊痫寒热邪气。消渴，喘息呼吸。疗肺气心促急，热乏劳咳，连连不绝，涕唾稠粘，肺痿肺痈，吐脓血。润心肺，益五脏，除烦消痰，洗肝明目，及中风等疾。

■ 现代论述

[**性味**] 辛、微苦，温。

[**功效与主治**] 有润肺下气、止咳化痰的功效。适用于新久咳嗽，喘咳痰多，劳嗽咳血。

● 药材选购

药材呈长圆棒状。单生或2～3个基部连生，外面被有多数鱼鳞状苞片。苞片外表面紫红色或淡红色，内表面密被白色絮状茸毛。体轻，撕开后可见白色茸毛。

● 储存方法

放在干燥处贮藏，防潮、防虫蛀。

》食疗方

1. 冬花饮：款冬花10克，冰糖5克。

将款冬花洗净，放入水杯中，用沸水冲泡，加入冰糖，即可饮用。治疗支气管扩张。

2. 冬花百合汤：款冬花9克，百合50克，绿豆250克，白糖、蜂蜜适量。

将款冬花洗净，浸泡于清水中，百合撕去表皮，分成百合瓣，放入清水中，浸泡1~2小时，备用。绿豆洗净，放入锅中，加入适量清水，在火上煮至绿豆熟烂，再将款冬花、百合放入锅内，再加入适量冰糖，略煮，即可食用。可作点心适量食用。

❧ 治疗咳嗽不已、痰中带血。

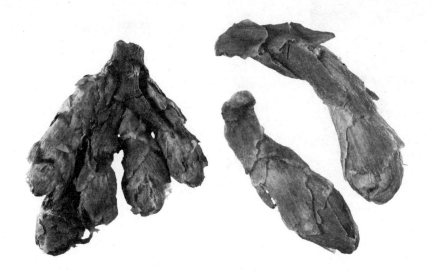

决明子

别名： 草决明、江南豆、假绿豆、猪屎豆。

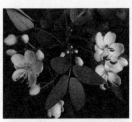

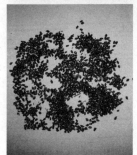

决明子为豆科植物决明或小决明的干燥成熟种子。秋季采收成熟果实，晒干，打下种子，除去杂质。

■ **本草纲目摘录**

[**性味**] 咸，平，无毒。

[**主治**] 青盲，目淫肤，赤白膜，眼赤痛泪出。久服益精光，轻身。疗唇口青。助肝气，益精，以水调末涂肿毒。熠太阳穴，治头痛。又贴脑心，止鼻洪。作枕，治头风明目，甚于黑豆。治肝热风眼赤泪。益肾，解蛇毒。叶作菜食，利五脏明目，甚良。

■ **现代论述**

[**性味**] 甘、苦、咸，微寒。

[**功效与主治**] 有清热明目、润肠通便的功效。适用于目赤涩痛，羞明多泪，头痛眩晕，目暗不明，大便秘结等症。

● **药材选购**

药材略呈棱方形或短圆柱形，两端呈平行状倾斜。一端钝圆，另一端倾斜并且有尖头，长 3 ~ 7 毫米。表面绿棕色或淡暗棕色，平滑，有光泽。背腹面有 1 条凸起的棱线。质地坚硬，不易破碎。气微，味微苦。

小决明子呈短圆柱形，长 3 ~ 5 毫米，宽 2 ~ 3 毫米，表面棱线两侧各有 1 条宽广的浅黄色带。

商品以颗粒饱满、均匀、绿棕色者为佳品。

● **储存方法**

放在阴凉干燥处储存，防潮、防虫蛀。

》食疗方

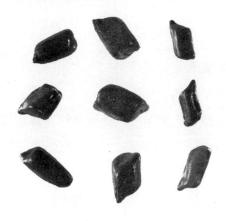

1. **决明子茶**：决明子50克。

将决明子洗净，放在杯中，用沸水浸泡，加入适量红糖，可作为茶饮。

🍃 适用于高血压、便秘等。老年人常饮可以益寿延年。

2. **决明子粥**：决明子15克，大米100克。

将决明子洗净，加火微炒（或购买炒决明子），放入锅内，加入适量清水，煮沸20分钟，捞出决明子残渣。将大米淘净，放入锅内，再加入适量清水，待水沸后，改用文火煮至大米粥熟，即可食用。食用时，还可加入适量白糖。

🍃 适用于高血压、高血脂及便秘患者。

3. **决明子蜂蜜饮**：决明子10克，蜂蜜20克。

将决明子炒黄、碾碎，放入锅内，加入适量清水，煮20分钟，趁水沸时，加入蜂蜜，即可饮用。

🍃 有润肠通便的作用。适用于前列腺增生，习惯性便秘等。

4. **明海带饮**：决明子50克，海带100克。

将决明子洗净，海带泡发后洗净，切成细条，加入适量清水，煮30分钟，即可食用。可吃海带、喝汤。

🍃 适用于高血压，眩晕耳鸣，头痛面红，急躁易怒等。

葶苈子

别名： 葶苈、丁历、大室、大适。

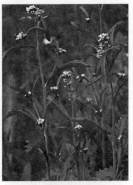

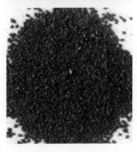

葶苈子为十字花科植物独行菜或播娘蒿的干燥成熟种子。前者习称"北葶苈子"，后者习称"南葶苈子"。夏季果实成熟时采割植株，晒干，搓出种子，除去杂质。

■ 本草纲目摘录

[性味] 辛，寒，无毒

[主治] 癥瘕积聚结气，饮食寒热，破坚逐邪，通利水道。下膀胱水，伏留热气，皮间邪水上出，面目浮肿，身暴中风热痱痒，利小腹。疗肺壅上气咳嗽，止喘促，除胸中痰饮。

■ 现代论述

[性味] 辛、苦，寒。

[功效与主治] 有泻肺平喘、行水消肿的功效。适用于喘咳痰多，胸胁胀满，不得平卧，胸腹水肿，小便不利等症。

● 药材选购

北葶苈子：药材呈扁卵形。表面棕色或红棕色，具纵沟 2 条，其中 1 条较明显。一端钝圆，另一端尖而微凹，类白色，黏性较强。

南葶苈子：药材呈长圆形略扁，表面黄棕色。一端钝圆，另一端微凹或较平截，中央凹入，种子表面具有细密的网纹及 2 条纵列的浅槽。略带黏性。

商品以籽粒饱满、红棕色、没有杂质者为佳品。

● 储存方法

放在阴凉干燥处贮藏，防潮、防虫蛀。

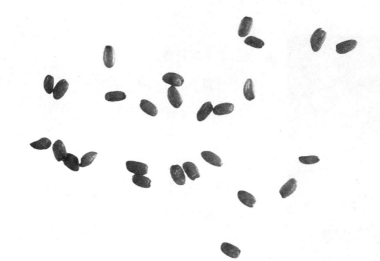

》食疗方

葶苈大枣饮：葶苈子 15 克，大枣 12 枚。

将葶苈子和大枣洗净，先把大枣放入锅内，加入适量清水，煮沸后，再把葶苈子放入，煮 20 分钟，至锅内水剩余 300 毫升，即可饮用。

有泻肺平喘、行水消肿的功效。适用于肺虚热咳嗽等症。

车前草

别名：车前、车轱辘菜、当道、驴耳朵菜。

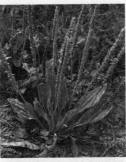

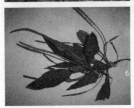

车前草为车前科植物车前或平车前的干燥全草。夏季采挖，除去泥沙，晒干。

■ 本草纲目摘录

[**性味**] 甘，寒，无毒。

[**主治**] 金疮，止血衄鼻，瘀血血瘕，下血，小便赤，止烦下气，除小虫。

■ 现代论述

[**性味**] 甘，寒。

[**功效与主治**] 有清热利尿、祛痰、解毒、凉血的功效。适用于水肿尿少，暑热泻痢，痰热咳嗽，吐血衄血等症。

● 药材选购

商品以身干、茎长、叶片完整、灰绿色、没有杂质者为佳品。

● 储存方法

放在阴凉干燥处储存，防潮、防霉变。

》食疗方

1. 车前草粥：鲜车前草 50 克，大米 100 克。

将车前草洗净、切段，大米淘净，一起放入锅内，加入 1 根葱白和适量清水，煮 10 分钟，将车前草捞出。再将大米淘净后放入锅内，加入适量清水，煮沸后，改用文火煮至大米熟烂，即可食用。

有利尿、明目、祛痰的作用。适用于小便不通，肠炎痢疾，黄疸，咳嗽多痰等症。遗精和遗尿症患者不宜食用。

2. 车前草炖猪小肚：鲜车前草 6 克，猪小肚 200 克。

将车前草洗净、切碎，猪小肚洗净，切成小块，一起放入锅内，加入适量清水、精盐，煮沸后，改用文火煮至猪小肚熟烂，即可食用。

🌿 有清热利湿、治带下、补脾的作用。适用于妇女黄带、赤带、带臭等湿热型带下病。

3. 车前草黄瓜汤：车前草20克，黄瓜100克。

将车前草洗净、切段，黄瓜洗净、切片，一同放入锅内，加入调料（姜丝、葱段、精盐、鸡精）和适量清水，煮30分钟，即可饮用。

🌿 有除热、利水、解毒的作用。适用于中毒性肝炎等。

4. 车前草郁金煮鸭：车前草20克，郁金9克，鸭1只（1000克）。

将车前草洗净、切段，郁金洗净，一起用纱布包好，备用。将鸭洗净，去掉内脏，把药袋放入鸭腹内，再把鸭放入锅内，加入适量清水和调料（葱段、姜丝、料酒、精盐），煮沸后，改用文火炖煮至鸭肉熟烂，即可食用。

🌿 有清热祛湿、利水消肿、补益脾胃的作用。适用于急性病毒性肝炎，小便赤黄等。

连翘

别名：连壳、青翘、落翘。

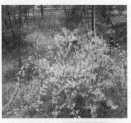

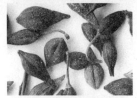

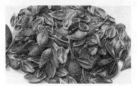

连翘为木犀科植物连翘的干燥果实。秋季果实初熟时采收，除去杂质，蒸熟，晒干，习称"青翘"；果实熟透时采收，晒干，习称"老翘"。

■ **本草纲目摘录**

[**性味**] 苦，平，无毒。

[**主治**] 寒热鼠瘘瘰疬，痈肿恶疮瘿瘤，结热蛊毒，去白虫。通利五淋，小便不通，除心家客热。散诸经血结气聚，消肿。

■ **现代论述**

[**性味**] 苦，微寒。

[**功效与主治**] 有清热解毒、消肿散结的功效。适用于丹毒，风热感冒，温热入营，高热烦渴，神昏发斑，热淋尿闭。

● **药材选购**

药材呈长卵形至卵形，稍扁。表面有不规则的纵皱纹及多数凸起的小斑点，两面各有 1 条明显的纵沟。青翘多不开裂，表面绿褐色；质硬，一侧有翘。老翘自顶端开裂或裂成两瓣，表面黄棕色或红棕色，内表面多为浅黄棕色，平滑，具一纵隔；质脆。

商品青翘以绿色、不开裂者为佳品；老翘以黄色、瓣大、壳厚者为佳品。

● **储存方法**

放在通风干燥处贮藏，防霉变。

》食疗方

1. **连翘金花茶**：连翘 6 克，金银花 3 克。

将连翘、金银花洗净，放入茶杯内，用沸水冲泡，10 分钟后即可饮用。

有清热解毒、疏风的功效。用于治疗上呼吸道感染。

2.公英银花连翘粥：蒲公英40克，金银花30克，大米50克。

将连翘、大米洗净，蒲公英洗净、切成条状，一起放入锅内，加入适量清水，煮至大米熟烂，即可食用。

有清热解毒的作用。适用于淋巴结肿大，乳蛾肿痛，发热等。

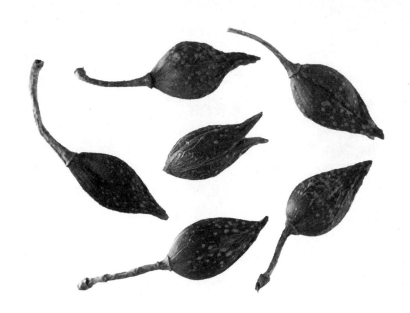

板蓝根

别名： 蓝、靛青根、蓝靛根、大青根。

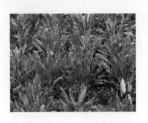

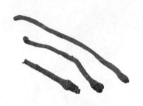

板蓝根为十字花科植物菘蓝的干燥根。秋季采挖，除去泥沙，晒干。

■ 本草纲目摘录

[性味] 苦，寒，无毒。

[主治] 解诸毒。杀蛊蚑疰鬼螫毒。久服头不白，轻身。填骨髓，明耳目，利五脏，调六腑，通关节，治经络中结气，使人健少睡，益心力。

■ 现代论述

[性味] 苦，寒。

[功效与主治] 有清热解毒、凉血利咽的功效。适用于痄腮，喉痹，烂喉，丹痧，大头瘟疫，丹毒，痈肿等症。

● 药材选购

药材呈圆柱形，稍扭曲。表面淡灰黄色或淡棕黄色，有纵皱纹及支根痕，根头略膨大。体实，质略软，断面皮部黄白色，木部黄色。

商品以身干、条长、均匀、质地油润者为佳品。

● 储存方法

放在干燥处贮藏，防霉变、防虫蛀。

》食疗方

1. 板蓝根粥： 板蓝根 50 克，大米 100 克，白糖适量。

将板蓝根洗净，切成小段，放入锅中，加入适量清水，煮沸后，改用文火煮 10 分钟，捞出板蓝根。将大米洗净后放入锅内，待粥烂熟时，加入白糖，稍煮一会，即可食用。

有清热解毒的功效。适用于流感，疖腮，发热及头身疼痛等。

2.板蓝根银花汤：板蓝根 100 克，甘草 10 克，金银花 50 克，冰糖适量。

将板蓝根和甘草洗净、切段，和金银花一起放入锅内，加入适量清水，煎煮 30 分钟，捞出药渣，加入适量冰糖，即可饮用。每次服 10 ~ 20 克，每天数次。

板蓝根为清凉、解热、解毒剂，用于丹毒，产褥热，热毒血痢等。

3.板蓝根饮：板蓝根 50 克。

将板蓝根洗净、晾干，研成粗粉，用沸水冲泡，即可饮用。

有清热解毒、预防流行性肝炎的作用。

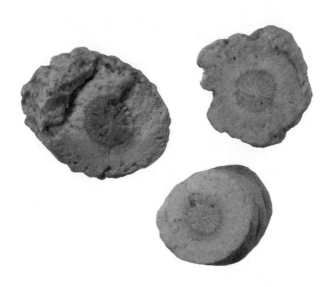

水蓼

别名：蓼实、水辣蓼、蓼子草、辣蒿、辣蓼草、药蓼子草。

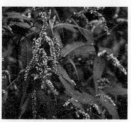

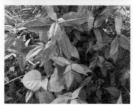

水蓼为蓼科植物水蓼的干燥全草。秋季水蓼开花时，割取地上部分，晒干。

■ **本草纲目摘录**

[**性味**] 辛，温，无毒。

[**主治**] 明目温中，耐风寒，下水气，面目浮肿痈疡。

■ **现代论述**

[**性味**] 辛，平。

[**功效与主治**] 有化湿、祛风、消肿等功效。适用于吐泻转筋，跌扑损伤等症。

● **药材选购**

药材茎呈红紫色，长 20～70 厘米。节部膨大；质地坚硬而脆，叶片干枯，灰绿色；托叶鞘状；有时带有花序。味辛辣。

商品以叶片多、灰绿色、味明显者为佳品。

● **储存方法**

放在阴凉干燥处储存，防潮、防霉变。

》食疗方

1.**水蓼炖猪肉鸡蛋**：水蓼 200 克，猪肉 100 克，鸡蛋 1 个。

将水蓼洗净，放入锅内，稍加水焯，捞出后放入凉水中，浸泡 5 分钟，再捞出，沥出多余水分。将猪肉剁成细末，放在盘内，加调料（精盐、料酒、味精、鸡蛋液、葱末、姜末）拌匀。将水蓼平摊盘内，肉末均匀摆在上面，放入蒸笼，蒸至猪肉烂熟，即可食用。

▶ 有清热利湿、补虚活血的作用。

2.**尖椒炒水蓼**：水蓼 250 克，尖椒 50 克。

将水蓼洗净，用水焯好，放入清水中浸泡 20 分钟，取出后挤去多余水分，沥干。将尖椒去籽、切丝，放入炒锅内下油煸炒，再加入调料（葱段、姜末、精盐、鸡精），再把水蓼切段后放入锅内，煸炒至熟，即可食用。

🌿 有清热去火的作用。适用于暑热心烦等症。

3.水蓼鸭肝汤：水蓼100克，鸭肝100克。

将水蓼洗净、焯过，放入清水中浸泡20分钟，取出后挤去多余水分，沥干。将鸭肝切片，在沸水中稍焯去腥味。向锅内倒入鸡汤，烧开，加入调料（葱段、姜丝、精盐），再把水蓼切段后放入锅内，和鸭肝一起煸炒至熟，出锅时加少许香油、香醋，即可食用。

萹蓄

别名： 扁竹蓼、扁蓄、竹节草、猪牙草。

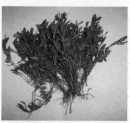

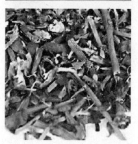

萹蓄为蓼科植物萹蓄
的干燥全草。夏季茎
叶生长茂盛时采收，
割取地上部分，晒干。

本草纲目摘录

[性味] 苦，平，无毒。

[主治] 浸淫疥瘙疽痔，杀三虫。疗女子
阴蚀。煮汁饮小儿，疗蛔虫有验。治霍乱黄疸，
利小便，小儿魃病。

现代论述

[性味] 甘，微寒。

[功效与主治] 有利尿通淋、杀虫止痒的
功效。适用于膀胱热淋，小便短赤，淋沥涩痛，
皮肤湿疹，阴痒带下等。

● 药材选购

药材茎呈圆柱形而略扁，大多弯曲，有分枝，
长 15 ~ 40 厘米。表面红棕色，有明显的节，节部
稍膨大，有棕色膜质的托叶鞘；质地脆弱，容易
折断。叶片互生，无叶柄，叶片多皱缩。小花生
长在叶腋，略显浅红色。气微，味微苦。

商品以身干、色绿、叶多、没有杂质者为
佳品。

● 储存方法

放在阴凉干燥处储存，防潮。

》食疗方

1.萹蓄粥：萹蓄 100 克，大米 100 克。

将萹蓄洗净后在锅内焯一下，捞出并切段，再在油锅内将萹蓄段煸炒，
加精盐，炒至入味，备用。将大米淘净，放入锅内熬粥，待粥八成熟时，加

入炒好的萹蓄段，煮熟后即可食用。

🌿 适用于热淋，白带，蛔虫等。

2.**萹蓄炒肉**：萹蓄200克，猪肉150克。

将萹蓄洗净，在锅内焯一下，捞出后切段，备用。将猪肉切成细丝，在热油锅内煸炒，加入调料（葱段、姜片、料酒、酱油、精盐），炒至猪肉熟烂，再放入萹蓄段稍加煸炒，加入味精，即可食用。

🌿 适用于体倦乏力，阴虚干咳，便秘，小儿疳积等。

3.**萹蓄黄瓜饮**：扁蓄10克，夏枯草15克，瞿麦10克，黄瓜50克。

将扁蓄、夏枯草、瞿麦洗净、切段，放入锅内，加入适量清水，煮20分钟，捞出药材。将黄瓜洗净、切片，待水沸后，将黄瓜片放入水中，加调料（葱段、精盐、鸡精），即可食用。

🌿 有清热止渴、利尿解毒的作用。

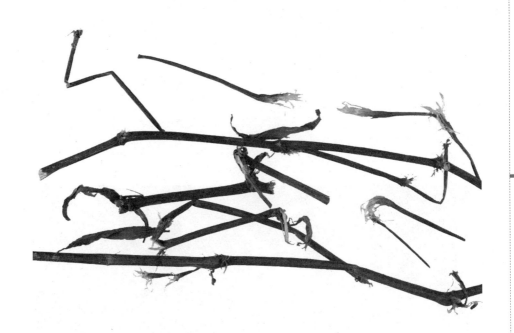

玉簪花

别名：玉簪、白鹤仙、白萼、化骨莲。

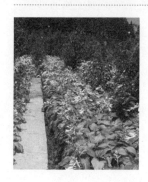

玉簪花为百合科植物玉簪的花。在7～8月份花似开非开时采摘，晒干。

■ **本草纲目摘录**

[**性味**]甘、辛，寒，有毒。

[**主治**]捣汁服，解一切毒，下骨哽，涂痈肿。

■ **现代论述**

[**性味**]甘，凉，有毒。

[**功效与主治**]有清热解毒、利水、通经的功效。适用于咽喉肿痛，小便不通等。外用治烧伤。

● **药材选购**

药材皱缩成条状，花被漏斗状，黄白色或褐色。筒部细长，喉部扩大。质地轻软。

商品以色黄白、身干、个子完整者为佳品。

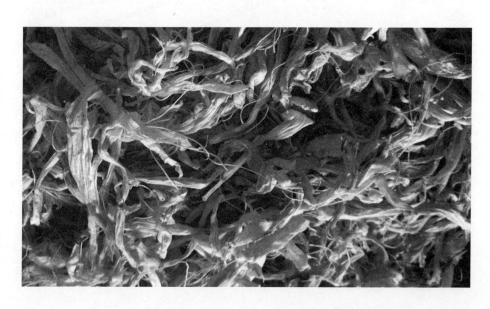

● **储存方法**

放在干燥通风处贮藏，防霉变。

》食疗方

1. **玉簪红花粥**：簪花 15 克，红花 5 克，大米 100 克，红糖适量。

将玉簪花、红花洗净，放入锅内，加入适量清水，煮 20 分钟，捞出药渣，再加入适量清水。将大米洗净，放入锅内，待大米熟烂，放入红糖，即可食用。

🌿有活血行瘀的功效。适用于气血瘀阻之痛经、月经不调。气血虚证忌用。

2. **玉簪红糖饮**：玉簪花 20 克，红糖 25 克，生姜 3 克。

将玉簪花洗净，生姜切片，一

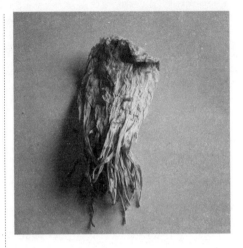

同放入锅内，加入适量清水，煮 15 分钟，放入红糖，即可饮用。

🌿可以治疗痛经。

菟丝子

别名： 吐丝子、黄丝。

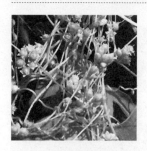

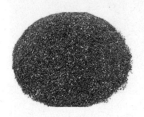

菟丝子为旋花科植物菟丝子的干燥成熟种子。秋季果实成熟时采收植株，晒干，打下种子，除去杂质。

■ 本草纲目摘录

[**性味**] 辛、甘，平，无毒。

[**主治**] 续绝伤，补不足，益气力，肥健人。养肌强阴，坚筋骨，主茎中塞，精自出，溺有余沥，口苦燥渴，寒血为积。久服明目轻身延年。治男女虚冷，添精益髓，去腰疼膝冷，消渴热中。久服去面䵟，悦颜色。补五劳七伤，治鬼交泄精，尿血，润心肺。

■ 现代论述

[**性味**] 甘，温。

[**功效与主治**] 有滋补肝肾、固精缩尿、安胎、明目的功效。适用于阳痿遗精，遗尿尿频，腰膝酸软，目昏耳鸣，胎动不安等症。

● 药材选购

药材呈扁球形或卵圆形，两侧常凹陷。种皮红棕色或棕黄色。质地坚硬，不易破碎。

商品以颗粒饱满、无尘土及杂质者为佳品。

● 储存方法

放在通风干燥处贮藏，防潮、防虫蛀。

》食疗方

1.菟丝子酒： 菟丝子50克，白酒（56度）500毫升。

将菟丝子洗净，放入有500毫升白酒的酒瓶内，密封15天，即可饮用。

有补益肝肾、养心安神的作用。适用于遗精，失眠，神经衰弱等症。健康人饮用有益颜色、明目、延年益寿的作用。

2.**菟丝子粥**：菟丝子35克，大米150克。

将菟丝子洗净，放入锅内，加入适量清水，煮沸后改用文火煮10分钟，捞出药渣，再加入大米和适量清水，煮至大米熟烂，即可食用。

🌿有增补脾胃的作用。特别适合身体虚弱的老年人食用，有补益强壮、养生益寿的作用。

3.**菟丝子枸杞炖鸽**：菟丝子20克，枸杞20克，乳鸽2只。

将菟丝子、枸杞洗净，装在布袋内。将乳鸽处理干净，放入锅内，沸水焯过，捞出，去掉血水，将药袋放入鸽子肚内，再加入调料（料酒、葱段、姜片），煮沸后，改用文火煮至乳鸽熟烂，捞出药袋，即可食用。

🌿有益精髓、明目、滋阴补肾的作用。适用于腰膝酸痛，遗精，两目昏花，视力减退，夜盲等症。健康人食用能益智健脑，抗衰老。

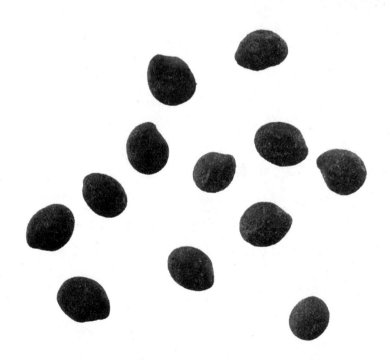

五味子

别名： 北五味子、南五味子、山花椒、五梅子。

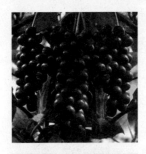

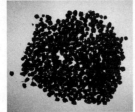

五味子为木兰科植物五味子或华中五味子的干燥成熟果实。前者习称"北五味子"，后者习称"南五味子"。秋季在霜降后采收成熟果实，晒干或蒸后晒干，除去果梗和杂质即可。

■ **本草纲目摘录**

[**性味**]酸，温，无毒。

[**主治**]益气，咳逆上气，劳伤羸瘦，补不足，强阴，益男子精。养五脏，除热，生阴中肌。治中下气，止呕逆，补虚劳，令人体悦泽。明目，暖水脏，壮筋骨，治风消食，反胃霍乱转筋，疝癖奔豚冷气，消水肿心腹气胀，止渴，除烦热，解酒毒。

■ **现代论述**

[**性味**]酸、甘，温。

[**功效与主治**]有收敛固涩、益气生津、补肾宁心的功效。适用于肺虚咳嗽，咳喘，遗精，津亏口渴，久泻，自汗，盗汗，心悸失眠，慢性腹泻，神经衰弱以及无黄疸型肝炎等。

● **药材选购**

北五味子：药材呈不规则球形或扁球形，直径5～8毫米。表面红色、紫红色或暗红色，皱缩，显油润。果实内有种子1～2枚，肾形，表面棕黄色，有光泽；种子破碎后有香气；种皮薄而脆。果肉气微，味酸。

南五味子：果实颗粒较小，表面棕红色至暗棕色，干瘪、皱缩，果肉常常紧贴于种子上。

商品以鲜紫红色、粒大、饱满、肉质厚、油性大而有光泽者为佳品。目前市场上的五味子大多数为暗紫色，主要是为了抢摘五味子，不到霜降，即五味子未完全成熟时就开始采摘。这些五味子的质量较差，颜色为暗红色。

● **储存方法**

放在通风干燥处储存，防霉变、防虫蛀。

》**食疗方**

1. **五味子鸡蛋**：北五味子250克，鸡蛋10个。

将五味子洗净，放入锅内，加入清水，煮沸20分钟，再把10个鸡蛋放入锅内，待鸡蛋煮熟后，捞出鸡蛋，剥去鸡蛋皮，再放入锅内，加入适量白糖，煮20分钟，即可食用。

🍃 适用于肺虚咳嗽，心烦失眠，手足心热，遗精等。

2. **五味子炖猪肉**：五味子50克，猪肉250克。

将五味子洗净，猪肉切片或切成小块，加入调料（料酒、酱油、葱段、大料和少量白糖），蒸食或红烧均可。

有补肾益肺作用。健康人食用别有一番滋味，且有补益作用。

3. **五味子核桃糊**：五味子5克，核桃10枚。

将五味子洗净，核桃去壳，取出核桃仁，并去掉核桃仁上的膜，加入适量蜂蜜，共捣成糊状，即可食用。

🍃 经常食用可以润肤健美，延年益寿。也用于肾虚耳鸣，神经衰弱，盗汗，遗精，失眠。

4. **凉拌五味子叶**：五味子嫩叶500克。

将五味子嫩叶去杂、洗净，在沸水锅内焯透，捞出，挤干并切碎，放入盘内，加入精盐、味精、酱油、芝麻油拌匀，即可食用。

5. **五味子酒**：五味子100克，白酒1000克（以50度为宜）。

将五味子洗净，放入白酒中，浸泡10日后即可饮用。

🍃 常饮此酒可以增强免疫力和抗病力，提高工作效率，增强智力。适用于肺虚咳嗽，口渴，自汗，盗汗，遗精，失眠等。

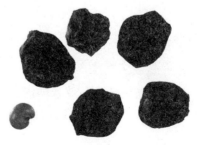

覆盆子

别名：小托盘、覆盆、树莓。

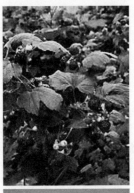

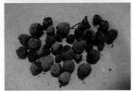

覆盆子为蔷薇科植物华东覆盆子的干燥果实。在初夏季节当果实变为黄绿色时采摘，在沸水中略焯或在锅内稍蒸，取出，晒干。

■ 本草纲目摘录

[性味] 甘，平，无毒。

[主治] 益气轻身，令发不白。补虚续绝，强阴健阳，悦泽肌肤，安和五脏，温中益力，疗痨损风虚，补肝明目。食之令人好颜色，榨汁涂发不白。益肾脏，缩小便，取汁同少蜜煎为稀膏，点服，治肺气虚寒。

■ 现代论述

[性味] 甘、酸，温。

[功效与主治] 有益肾、固精、缩尿的功效。适用于肾虚遗尿，小便频数，阳痿早泄，遗精滑精，白带等症。

● 药材选购

药材为聚合果，由多数小核果聚合而成，呈圆锥形，直径 5 ~ 12 毫米。表面黄绿色。小果很容易剥落。体轻，质地坚硬。味稍酸涩。

商品以个大、饱满、完整、黄绿色、没有果梗及杂质者为佳品。

● 储存方法

放在通风干燥处储存，防虫蛀。

》食疗方

1. **覆盆子粥**：覆盆子 30 克，大米 100 克。

将覆盆子洗净，放入锅内，加入适量清水，煮 15 分钟，捞出覆盆子。将大米淘净，放入锅内，再加适量清水，煮沸后，改用文火煮至大米熟烂，加入适量蜂蜜，即可食用。

2. 覆盆子党参大枣粥： 覆盆子10克，大枣20枚，大米100克。

将覆盆子洗净，党参洗净、切段，一起放入锅内，加入适量清水，煮20分钟，捞出药渣。将大米淘净，放入锅内，再加适量清水，煮沸后，改用文火煮至大米熟烂，加入适量白糖，即可食用。

🌿 有补气养血、固摄乳汁的作用。适用于产后气血虚弱所致的乳汁自出。

3. 覆盆子焖羊肉： 覆盆子10克，益智仁10克，桂圆5克，羊肉250克。

将覆盆子、益智仁洗净，放入锅内，加入适量清水，煮30分钟，捞出药渣。将羊肉洗净、切块，放入锅中内爆炒，再将药液倒入锅内，加入调料（葱段、料酒、精盐、鸡精）和桂圆，煮沸后，改用文火煮至羊肉熟烂，即可食用。

🌿 有补肾益气，温阳疗痿的作用。适用于肾虚阳痿，小便频数等症。

4. 覆盆子巴戟酒： 覆盆子15克，巴戟天15克，菟丝子15克，米酒250克。

将巴戟天、菟丝子、覆盆子洗净，放入米酒瓶内，浸泡7天，即可饮用。

🌿 适用于精液异常，滑精，小便频数，腰膝冷痛等症。

5. 覆盆子白果煮猪小肚： 覆盆子10克，白果50克，猪小肚200克。

将覆盆子、猪小肚洗净，白果洗净、炒熟，剥去外壳，一起放入锅内，加入适量清水和调料（葱段、料酒、精盐），煮至猪小肚熟烂，即可食用。

🌿 有补肝肾、缩小便的作用。适用于小儿夜间多尿、遗尿等症。

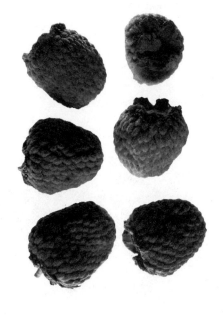

月季花

别名：四季花、月月红、月季红。

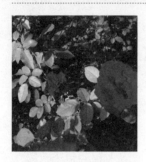

126

■ **本草纲目摘录**

[**性味**] 甘，温，无毒。

[**主治**] 活血，消肿，敷毒。

■ **现代论述**

[**性味**] 甘，温。

[**功效与主治**] 有活血调经、散毒消肿的功效。适用于月经不调，痛经，痈疖肿毒。

月季花为蔷薇科植物月季的干燥花。全年均可采收，在晴天早晨花微开时采摘，阴干或低温干燥。

● **药材选购**

药材呈圆球形，有散碎的花瓣，花呈紫色或粉红色。花瓣多数呈长圆形，中央为黄色花蕊，花萼绿色。质脆，易破碎。

商品以紫红色、半开放花蕾、不散瓣、性味清香者为佳品。

● **储存方法**

放在阴凉干燥处贮藏，防压、防潮、避光。

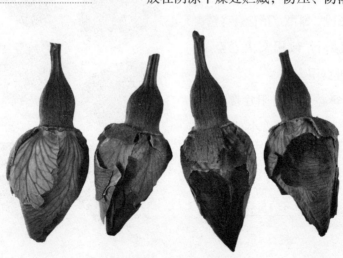

≫ 食疗方

1. **月季花粥**：月季花 30 克，桂圆 50 克，大米 100 克，蜂蜜 50 克。

将大米淘净，放入锅内，加入适量清水，再放入桂圆，大火烧开后改用文火，待粥熟烂，将月季花、蜂蜜放入粥内，搅拌均匀，即可食用。

🍃妇女食用可以美容，并有治疗月经不调的作用。

2. **月季花汤**：月季花 50 克，冰糖 30 克。

将月季花洗净，放入锅内，加入适量清水，煮 15 分钟，捞出月季花，加入冰糖，即可饮用。

🍃有活血化瘀的作用。适用于妇女月经不调，痛经。

葛根

别名： 粉葛根、甘葛、鹿豆、干葛。

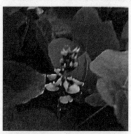

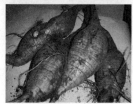

葛根为豆科植物野葛或甘葛藤的干燥根。秋、冬两季采挖，洗净，除去外皮，切成厚片或小方块，干燥。

■ **本草纲目摘录**

[性味] 甘、辛，平，无毒。

[主治] 消渴，身大热，呕吐，诸痹，起阴气，解诸毒。疗伤寒中风头痛，解肌发表出汗，开腠理，疗金疮，止胁风痛。治天行上气呕逆，开胃下食，解酒毒。治胸膈烦热发狂，止血痢，通小肠，排脓破血。敷蛇虺啮。生者：堕胎。蒸食：消酒毒，可断谷不饥。作粉尤妙。作粉：止渴，利大小便，解酒，去烦热，压丹石，敷小儿热疮。

■ **现代论述**

[性味] 甘、辛，凉。

[功效与主治] 有解肌退热、生津、透疹、升阳止泻的功效。适用于外感发热头痛，口渴，消渴，麻疹不透等症。

● **药材选购**

商品以色白、粉性强、纤维少者为佳品。

● **储存方法**

放在通风干燥处储存，防潮、防霉变、防虫蛀。

》食疗方

1. **葛根粥**：葛根 30 克，大米 100 克。

将葛根洗净、切片，大米淘净，一起放入锅内，加入适量清水，烧沸后改用文火，煮至大米烂熟，即可食用。如喜欢喝稀粥，可适量多加清水。如喜甜食，可加入少量白糖或红糖。

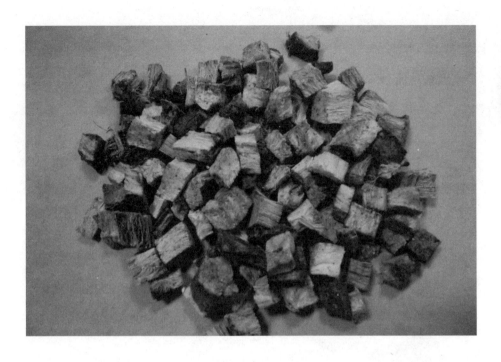

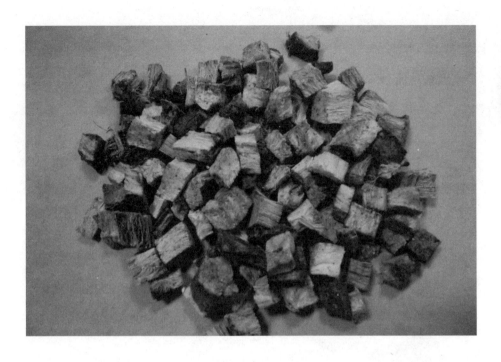有清热解烦、生津止渴、降低血压的作用。适用于热病烦渴，高血压，冠状动脉粥样硬化性心脏病，糖尿病等。脾胃虚寒者禁止食用。

2.葛根麦仁粥：葛根 25 克，小麦仁 100 克。

先将葛根洗净、切片，放入锅内，加入适量清水，煮 20 分钟后捞出。再把小麦仁洗净，放入锅内，加入适量清水，烧沸后，改用文火煮至小麦仁熟烂，即可食用。

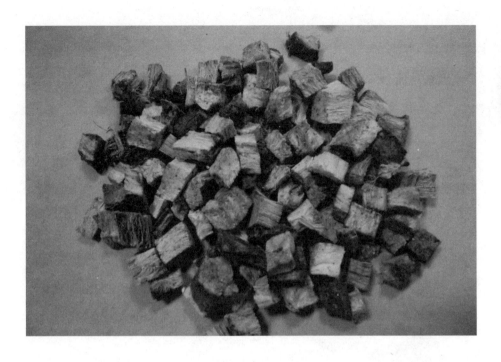有除烦止渴、降低血脂的作用。适用于神志不安、糖尿病、高血压患者。

3.葛根葡萄干糊：葛根 10 克，葡萄干 20 粒。

将葛根研成细粉（或使用葛根粉），备用。再将葡萄干（最好使用新疆的葡萄干）洗净，放入碗内，加入适量清水，放入葛根粉，调成糊状，用沸水冲开，使之成糊粥，即可食用。

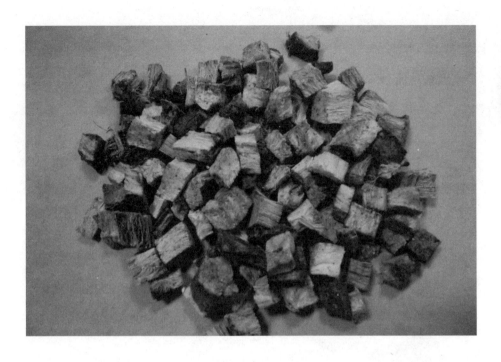有养颜、调节内分泌的作用。

何首乌

别名： 首乌、地精、赤首乌、交藤、九真藤。

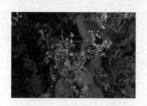

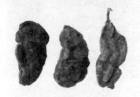

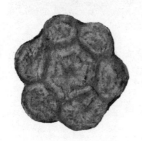

何首乌为蓼科植物何首乌的干燥块根，其藤茎称"夜交藤"。秋、冬二季叶枯萎时采挖，削去两端，洗净，个大的切成块，干燥。

■ 本草纲目摘录

[性味] 苦、涩，微温，无毒。

[主治] 瘰疬，消痈肿，疗头面风疮，治五痔，止心痛，益血气，黑髭发，悦颜色。久服长筋骨，益精髓，延年不老。亦治妇人产后及带下诸疾。久服令人有子，治腹脏一切宿疾，冷气肠风。

■ 现代论述

[性味] 苦、甘、涩，温。

[功效与主治] 生何首乌有解毒消痈、润肠通便等功效，适用于瘰疬疮痈、风疹瘙痒、肠燥便秘、高脂血症。制首乌有补肝肾、益精血、乌须发、强筋骨的功效，适用于血虚萎黄、眩晕耳鸣、须发早白、腰膝酸软、肢体麻木、崩漏带下、久疟体虚、高脂血症等。

● 药材选购

药材呈团块状或不规则纺锤形，长6～15厘米。表面红棕色或红褐色，皱缩不平，有浅沟；体重，质地坚实，不容易折断，横断面浅黄棕色，有明显的粉性，皮部有4～11个类圆形异型维管束，形成云锦状花纹，中央木质部较大。气微，味微苦而甘涩。

商品以质地沉重、坚实、外皮红棕色、粉性足、横断面黄棕色、有梅花状纹理者为佳品。

● **储存方法**

放在通风阴凉处，防潮、防虫蛀。

》食疗方

1. 首乌酒：何首乌 120 克，白酒 1000 克。

将何首乌洗净、切片，加入白酒，每 3 天搅拌 1 次，浸泡 15 ~ 20 天，除去残渣，即可饮用。

🍃 健康人适量饮用有延年益寿的功效。适用于肝阴虚，精亏血少等。

2. 首乌山楂饮：何首乌 15 克，山楂 15 克。

将何首乌、山楂洗净、切片，放入锅内，加入适量清水，煎煮 1 小时，捞出何首乌，再加少量白糖，即可饮用。

🍃 经常饮用可以增强人体免疫功能，有乌须发、泽肤润色、延年益寿的作用。

3. 首乌粥：何首乌 50 克，大米 200 克，红枣 5 枚。

将何首乌洗净、切片，放入锅内，加入适量清水，煎煮 1 小时后捞出。再将大米淘净，红枣洗净，放入煮好的何首乌汤内，大火煮沸后改用文火，熬煮成粥，即可食用。如喜甜味，可加入适量白糖。

🍃 有滋补肝肾、益精养血的功效。经常食用可以使早白发变乌黑，还可以健美、益寿延年。

4. 首乌鸡蛋：何首乌 50 克，鸡蛋 2 个。

将何首乌洗净、切片，放入锅内，加入适量清水，煎煮 30 分钟，把鸡蛋放入锅内一起煮，待鸡蛋熟后捞出，剥去鸡蛋壳，再放入锅内，煮 10 ~ 15 分钟，捞出即可食用。

🍃 有补肝益肾，填精乌发、安神养心、延缓衰老的作用。适用于经血不足、须发斑白等症。健康人经常食用可以益智，延缓衰老，并有乌发的作用。

5. 首乌鸡：何首乌 50 克，鸡 500 克。

将何首乌洗净、切片，放入锅内，加入适量清水，煎煮 1 小时，捞出何首乌。再将鸡洗净、切丁，加入酱油后过油，放入何首乌汤中，加料酒、味精、精盐，煮熟即可食用。

🍃 有滋肝肾的作用。适用于阳衰，发须早白，血虚头晕，腰膝软弱，遗精等症。

金银花

别名：忍冬花、银花、双花、金花。

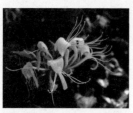

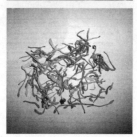

金银花为忍冬科植物忍冬、红腺忍冬、山银花（毛萼忍冬）或毛花柱忍冬的干燥花蕾或带初开的花。夏初花开放前采收，干燥。

■ 本草纲目摘录

[**性味**]甘，温，无毒。

[**主治**]寒热身肿。久服轻身长年益寿。热毒血痢水痢，浓煎服。治飞尸遁尸，风尸沉尸，尸注鬼击，一切风湿气，及诸肿毒。痈疽疥癣，杨梅诸恶疮，散热解毒。

■ 现代论述

[**性味**]甘，寒。

[**功效与主治**]有清热解毒、凉散风热的功效。适用于痈疽疔疮，丹毒，热血毒痢，风热感冒，温病发热等症。

● 药材选购

药材呈棒状，上粗下细，略弯曲，长 2 ~ 3 厘米。表面黄色或青白色，贮藏时间久的颜色较深，密被短柔毛。花萼绿色，开放者花冠呈筒状。气清香，味淡，微苦。

商品以身干、净花、无枝叶杂质、无黑头、无虫蛀霉变者为佳品。

● 储存方法

放在阴凉干燥处储存，防霉变、防潮、防虫蛀。

》食疗方

1.**消暑饮**：金银花 10 克，乌梅 5 克。

将乌梅洗净，放入锅内，加适量清水煮沸，再放入金银花煮 15 ~ 20 分钟，捞出乌梅，加入白糖，冷却后或放入冰箱中制冷后，即可饮用。

🍃适用于暑天解热，口渴等。

2. 金银花菊花茶：金银花10克，菊花5克，绿茶3克。

将金银花、菊花洗净，和绿茶同时放入茶杯中，用沸水冲泡饮用。

🍃适用于暑热口渴，心烦等。

3. 蜂蜜金银花露：金银花30克，蜂蜜30克。

将金银花洗净，加入清水500克，用大火煎煮20分钟，捞出金银花，待冷却后，加蜂蜜调匀，即可饮用。

🍃适用于咽炎，便秘等。

4. 金银花饮：金银花、菊花、山楂各50克，蜂蜜100克。

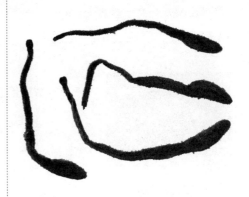

将金银花泡开、洗净，山楂洗净、切片（如用山楂片更好），菊花洗净，一起放锅内，加入适量清水，烧沸后改用文火，再煮30分钟，用纱布过滤，去渣后冷却，将蜂蜜缓缓倒入药汁内，拌匀，即可饮用。

🍃有清热解毒、生津润燥的功效。用于暑热烦渴，心烦怔忡，头晕目眩，食欲不佳。

昆布

别名： 海昆布、江白菜、海带菜。

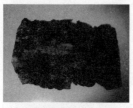

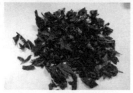

昆布为海带科植物海带或翅藻科植物昆布（鹅掌菜）的干燥叶状体。夏、秋两季采捞，去掉杂质，洗净，晒干。

■ **本草纲目摘录**

[性味] 咸，寒，滑，无毒。

[主治] 十二种水肿，瘿瘤聚结气，瘘疮。治阴癀肿，含之咽汁。利水道，去面肿，治恶疮鼠瘘。

■ **现代论述**

[性味] 咸，寒。

[功效与主治] 有软坚散结、利水、消痰的功效。适用于瘿瘤，瘰疬，痰饮水肿等症。

● **药材选购**

海带：黑褐色或绿褐色，水发后为扁平带状，长 50 ~ 150 厘米。质厚，手捻不分层，类革质，黏滑。

昆布：黑色，水发后呈扁平叶状，明显比海带短，长 16 ~ 26 厘米，两侧呈羽状浅裂，裂片呈长舌状。质软滑，手捻可以分层。

商品以黑褐色、体厚者为佳品。海带质优于昆布。

● **储存方法**

放在阴凉干燥处储存，防潮。

》**食疗方**

1. **昆布黄豆汤：** 昆布 50 克，黄豆 100 克。

将昆布泡开，再用水洗净，切成细丝。黄豆事先浸泡至豆涨，一起放入锅内，加入适量清水，烧沸后，改用文火煮至黄豆熟烂，即可食用。可按个人喜好加入精盐或白糖。

🌱 有清热消痰、软坚散结的作用。适用于高血压，颈淋巴结核，单纯性甲状腺肿等。

2. 昆布猪肉汤：昆布 200 克，猪肉（以瘦猪肉为好）250 克，大枣 5 枚。

将昆布浸软、洗净，去掉泥沙，大枣洗净，猪肉洗净、切成小块，一起放入锅内，加入调料（葱段、姜丝、鸡精、精盐），煮沸后，改用文火煮至猪肉熟烂，即可食用。

🌱 有消肿的作用，适用于脚气病。

3. 海带粥：海带 10 克，大米 100 克。

将海带洗净，切成细条，大米淘净，一起放入锅内，煮沸后，改用文火煮至大米熟烂，即可食用。如加入适量猪瘦肉，可提高食欲。食用时可根据个人喜好加入适量精盐或白糖。

🌱 有软坚、降压、利尿的作用。适用于高血压，动脉硬化，慢性支气管炎，咳喘等。

4. 糖渍海带：海带 500 克，白糖 250 克。

将海带洗净，切成细丝，煮熟后捞出，放在清水中浸泡20分钟，再加入白糖拌匀，腌渍 1 日，即可食用。每日 2 次，每次 50 克。

🌱 有软坚散结的作用，适用于慢性咽炎。

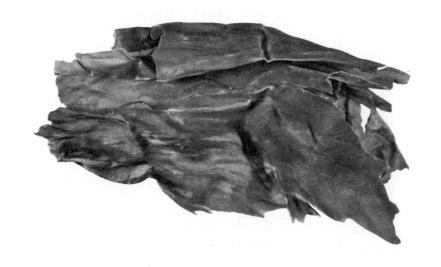

第三章　谷部（8种）

黑芝麻

别名：胡麻、乌芝麻、黑脂麻、油麻。

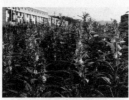

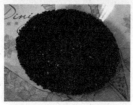

黑芝麻为脂麻科植物脂麻的干燥成熟种子。秋季果实成熟时，割取植株，晒干，打下种子，除去杂质，晒干。

■ 本草纲目摘录

[性味] 甘，平，无毒。

[主治] 伤中虚羸，补五内，益气力，长肌肉，填髓脑。久服，轻身不老。坚筋骨，明耳目，耐饥渴，延年。疗金疮止痛，及伤寒温疟大吐后，虚热羸困。补中益气，润养五脏，补肺气，止心惊，利大小肠，耐寒暑，逐风湿气、游风、头风，治劳气，产后羸困，催生落胞。细研涂发令长。白蜜蒸饵，治百病。炒食，不生风。病风人久食，则步履端正，语言不謇。

■ 现代论述

[性味] 甘，平。

[功效与主治] 有补肝肾、益精血、润肠燥的功效。适用于头晕眼花，耳鸣耳聋，须发早白，病后脱发，肠燥便秘等症。

● 药材选购

药材呈扁卵圆形，长约 3 毫米，表面黑色，种皮薄，富含油性。

商品以籽粒饱满、粒大整齐、黑色、无杂质者为佳品。

● 储存方法

放在通风干燥处储存，防虫蛀。

》食疗方

1. 芝麻核桃粥：黑芝麻 50 克，核桃仁 100 克，大米 100 克。

将黑芝麻、核桃仁一起捣碎，大米淘净，一起放入锅内，加入适量清水，煮沸后，改用文火煮至大米熟烂，即可食用。

🌿有补肝肾的作用。

2. 芝麻五味葛根露：黑芝麻 50 克，五味子 100 克，葛根 50 克，蜂蜜 250 克。

将黑芝麻炒黄，备用。五味子、葛根洗净，放入锅内，加入适量清水，煮 20 分钟，捞出葛根、五味子，再把炒香的黑芝麻、蜂蜜一起放入锅内，加盖，隔水蒸 2 小时，冷却后装瓶，即可食用。

🌿有补肾养心、凉血止血、润燥生津的作用。适用于血热，便秘及动脉硬化症。健康人常食也有补益作用。

3. 黑芝麻枣粥：黑芝麻 50 克，大枣 10 枚，大米 250 克。

将黑芝麻炒黄，碾成细粉，大枣洗净，大米淘净，一起放入锅内，加入适量清水，煮沸后，改用文火煮至大米熟烂，即可食用。食用时可以加入适量白糖。

🌿有补肝肾、乌发的作用。

4. 黑芝麻带鱼：黑芝麻 20 克，带鱼 300 克。

将带鱼按照常法做成清蒸带鱼或红烧带鱼，出锅时，撒上黑芝麻即可食用。

🌿有滋养肝肾、降低血脂、降低血压的作用。适用于高血压症。

5. 黑芝麻茶：黑芝麻 30 克，绿茶 5 克。

将黑芝麻和绿茶一起放入杯中，用沸水冲泡，即可饮用。

🌿有滋阴养血、补益肝肾、养血降压、清热的作用。适用于高血压伴有动脉粥样硬化、高脂血症。

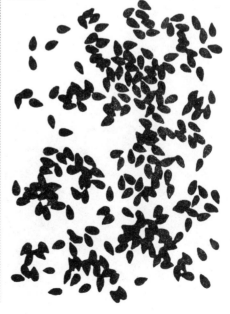

火麻仁

别名： 大麻仁、线麻子、火麻。

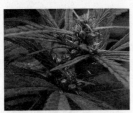

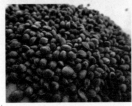

火麻仁为桑科植物大麻的干燥成熟果实。秋季果实成熟时，割取植株，稍晒，用木棒敲打，将果实打下，筛去杂质，晒干。

■ 本草纲目摘录

[性味] 甘，平，无毒。

[主治] 补中益气。久服，肥健不老，神仙。治中风汗出，逐水气，利小便，破积血，复血脉，乳妇产后余疾。沐发，长润。

■ 现代论述

[性味] 甘，平。

[功效与主治] 有润燥通肠、通便的功效。适用于血虚津亏，肠燥便秘等症。

● 药材选购

药材呈扁卵圆形，长 4 ~ 5 毫米。表面灰绿色或灰黄色，具光泽样，有微细的白色或棕色网纹，两边有棱，顶端略尖，基部有 1 圆形果梗痕。果皮薄而脆。种仁乳白色，富油性。味淡。

● 储存方法

放在阴凉干燥处储存，防霉变、防潮。

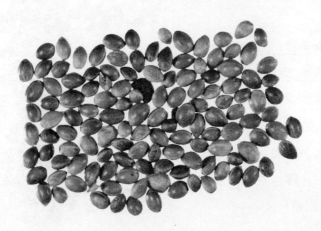

≫食疗方

1. **火麻仁粥**：火麻仁 20 克，大米 100 克。

将火麻仁洗净、去壳，研成细粉，大米淘净，一同放入锅内，加入适量清水，煮沸后，改用文火煮至大米熟烂，即可食用。

🌿有润肠通便的作用。适用于体虚肠燥，大便秘结等症。

2. **麻仁苏子粥**：火麻仁 15 克，紫苏子 10 克，大米 100 克。

将火麻仁和紫苏子洗净，大米淘净，一起放入锅内，煮沸后，改用文火煮至大米熟烂，即可食用。

3. **火麻仁酒**：火麻仁 150 克，米酒 500 克。

将火麻仁洗净，放入盛米酒的瓶内，密封，10 天后即可饮用。

🌿适用于脚气病的辅助治疗。

麦芽

别名： 大麦芽、麦蘖、焦麦芽。

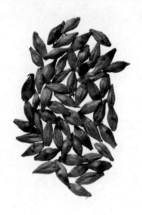

麦芽为禾本科植物大麦的成熟果实发芽后的干燥品。将麦粒用水浸泡后，保持适宜温、湿度，待幼芽长至约0.5厘米时，晒干或低温干燥。

■ **本草纲目摘录**

[性味]咸，温、微寒，无毒。

[主治]消渴除热，益气调中。补虚劣，壮血脉，益颜色，实五脏，化谷食，止泄，不动风气。久食，令人肥白，滑肌肤。时珍曰：大麦作饭食，馨而有益。煮粥甚滑。磨面作酱甚甘美。

■ **现代论述**

[性味]甘，平。

[功效与主治]有和胃、宽肠、利水的功效。用于治食滞泄泻，小便淋痛，水肿。

● **药材选购**

药材麦芽为梭形，长8～12毫米。表面淡黄色，背面为外稃包围。质地坚硬，横断面白色，粉性。商品以颜色淡黄、有胚芽者为佳品。

● **储存方法**

放在通风干燥处储存，防潮、防霉变、防虫蛀。

》食疗方

1. **麦芽饮：** 麦芽30克。

将麦芽洗净，放入锅内，加入适量清水，烧沸后，改用文火再煮20分钟，捞出麦芽，加入白糖，即可饮用。

🍃有和胃、导滞的作用。适用于慢性肝炎、消化不良患者。

2. **麦芽山楂茶：** 麦芽30克，山楂20克。

将山楂洗净、切片（或用山楂片），麦芽洗净，一起放入锅内，加入适量清水，烧沸后，改用文火煮10分钟，待麦芽熟烂，即可食用。食用时可以加入适量白糖。

🌿 有助消化、降低血压的作用。适用于高血压及食积所致胃呆腹胀、消化不良等。

3. 麦芽鸡：麦芽60克，三黄鸡1只。

将麦芽炒黄，用纱布包好。将三黄鸡洗净，剁成小块，在炒锅中煸炒，同时加入调料（葱段、姜丝、料酒、酱油、精盐）和适量清水，再把炒麦芽包放入锅内，煮沸后，改用文火煮至鸡肉熟烂，加入适量胡椒粉，即可食用。

🌿 有温中益气、补精添髓、补虚益智的作用。

玉米须

别名： 玉蜀黍、玉麦须、五蜀黍蕊。

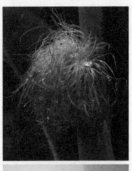

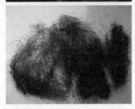

玉米须为禾本科植物玉蜀黍（玉米）的干燥花柱和柱头。

■ **本草纲目摘录**

[性味] 甘，平，无毒。

[主治] 小便淋沥沙石，痛不可忍，煎汤频饮。

■ **现代论述**

[性味] 甘，平。

[功效与主治] 有利尿、泄热、平肝、利胆的功效。适用于乳痈，吐血，衄血，肾炎水肿，黄疸型肝炎，高血压，胆囊炎，胆结石，糖尿病等。

● **药材选购**

药材为线状或须状，常集结成团。花柱长约30厘米，淡黄色，有光泽。质地柔软，味微甜。

商品以身干、须长、没有杂质者为佳品。

● **储存方法**

放在阴凉干燥处储存，防潮、防霉变、防虫蛀。

》食疗方

1. 玉米须白茅根饮： 玉米须30克，白茅根30克，大枣8枚。

将玉米须洗净，白茅根洗净、切片，大枣洗净、泡软，一起放入锅内，加入适量清水，煮40分钟，即可饮用。

有清热、利胆、排石的作用。适用于肝胆湿热型胆石症。

2. 玉米须荠菜饮： 玉米须30克，荠菜花15克，白茅根18克。

将玉米须洗净，白茅根洗净、切片，荠菜花洗净，一起放入锅内，加入适量清水，煮30分钟，即可饮用。

🌿有养阴清热、凉血止血、利水的作用。适用于尿血兼有水肿者。

3. **玉米须煮鸡蛋**：玉米须100克，鸡蛋2个。

将玉米须和鸡蛋洗净，加水同煮，鸡蛋煮熟后剥去外皮，再放入锅内煮10分钟，即可食用。

🌿具有平肝清热、利尿祛湿的作用。适用于前列腺增生症。

4. **玉米须薏苡粥**：鲜玉米须15克，白茅根15克，薏苡仁50克，大米100克。

将玉米须洗净，白茅根洗净、切段，一起放入锅内，加入适量清水，煮20分钟后捞出。将薏苡仁洗净，事先浸泡2小时，大米淘净，一起放入锅内，再加入适量清水，煮沸后改用文火煮至大米熟烂，即可食用。

🌿有清热除湿、利尿退肿的作用。

5. **玉米须炖猪手**：玉米须15克，猪手2个。

将玉米须洗净，捆成把，猪手洗净，劈成两半，一起放入锅内，加入适量清水和调料（葱段、姜丝、料酒、精盐、鸡精），煮沸后，去掉浮沫，改用文火炖煮至猪手熟烂，即可食用。

🌿有平肝阳、补气血、降低血压的作用。适用于高血压肝阳上亢型患者食用。

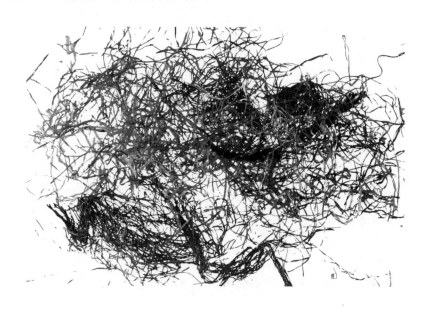

薏苡仁

别名：薏珠子、薏苡米、苡仁、草珠子、菩提仁。

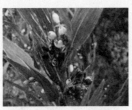

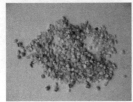

薏苡仁为禾本科植物薏苡的干燥成熟种仁。秋季果实成熟时采割植株，晒干，打下果实，再晒干，除去外壳、黄褐色种皮及杂质，收集种仁。

■ **本草纲目摘录**

[**性味**] 甘，微寒，无毒。

[**主治**] 筋急拘挛，不可屈伸，久风湿痹，下气。久服，轻身益气。除筋骨中邪气不仁，利肠胃，消水肿，令人能食。炊饭作面食，主不饥，温气。煮饮，止消渴，杀蛔虫。治肺痿肺气，积脓血，咳嗽涕唾。

■ **现代论述**

[**性味**] 甘、淡，凉。

[**功效与主治**] 有健脾渗湿、除痹止泻、清热排脓的功效。适用于水肿，脚气，小便不利，肺痈，肠痈，扁平疣等症。

● **药材选购**

药材呈宽卵形，长 4～9 毫米。表面乳白色，粉性。味微甜。

商品以身干、粒大、饱满、白色、没有破碎者为佳品。

● **储存方法**

放在干燥处，防虫蛀、防鼠咬。

》食疗方

1. **羊肉薏米粥：**薏米 150 克，羊肉 500 克，洋葱 50 克，胡萝卜 150 克，豌豆 60 克，芹菜 50 克。

将薏米洗净，浸泡 4 小时，羊肉洗净、切丁，洋葱、胡萝卜、芹菜洗净、切成小块，一起放入锅内，加入适量清水和调料（精盐、料酒、葱段、姜丝），煮沸后，再把洗净的豌豆加入锅内，改用文火煮至羊肉熟烂，胡椒粉、豌豆调好口味，即可食用。

🌿有祛风湿、消水肿的作用。适用于脚气，水肿，风湿关节痛等。

2.薏苡粥： 薏米50克，大米100克。

将薏米洗净，浸泡2小时，大米淘净，一起放入锅内，加入适量清水，煮沸后，改用文火煮至薏米熟烂，即可食用。（薏米比较难煮烂，大米熟烂后，薏米尚未熟烂，因此要以薏米熟烂为准。）

3.薏米黄芪粥： 薏米30克，黄芪30克，大米100克。

将薏米洗净，黄芪洗净、切片，大米淘净，一起放入锅内，加入适量清水，煮沸后，改用文火煮至薏米熟烂，即可食用。

🌿有补元气、止泄泻的作用。适用于脾虚慢性肠炎患者食用。

4.薏苡丹参炖猪手： 薏苡仁30克，丹参9克，猪爪2个。

将薏苡仁洗净，浸泡2小时，丹参洗净、切片，猪爪洗净，劈成两半。把猪爪、丹参、调料（葱段、姜片、精盐、料酒）一同放入盆内，腌渍30分钟，再放入锅内，加入适量清水，煮沸后，改用文火炖至猪手熟烂，即可食用。

🌿有活血化瘀、利湿消肿的作用。适用于慢性肝炎，风湿疼痛者。

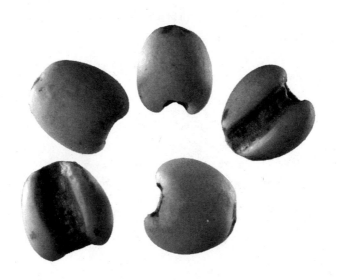

赤小豆

别名：红豆、小豆。

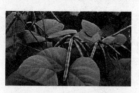

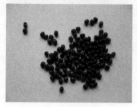

赤小豆为豆科植物赤小豆或赤豆的干燥成熟种子。秋季果实成熟而未开裂时采收。过晚采收则荚果开裂，种子会落地。将采收的植株晒干，打出种子，去除杂质，再晒干。

■ **本草纲目摘录**

[**性味**] 甘、酸，平，无毒。

[**主治**] 下水肿，排痈肿脓血。疗寒热热中消渴，止泻痢，利小便，下腹胀满，吐逆卒澼。治热毒，散恶血，除烦满，通气，健脾胃，令人美食。和鲤鱼、鳢鱼、鲫鱼、黄雌鸡煮食，并能利水消肿。

■ **现代论述**

[**性味**] 甘、酸，平。

[**功效与主治**] 有利水消肿、解毒排脓的功效。适用于水肿胀满，脚气浮肿，黄疸尿赤，风湿热痹等症。

● **药材选购**

药材呈长圆形，长 3 ~ 5 毫米。表面紫红色，稍有光泽。质地坚硬。

商品以籽粒饱满、颜色紫红者为佳品。

● **储存方法**

放在干燥处储存，防虫蛀、防鼠咬。

》**食疗方**

1. **小豆糯米饭：**赤小豆 25 克，薏米 10 克，大米 200 克，黄瓜 100 克。

将赤小豆、薏米淘净，放入锅中，加入适量清水，煮至赤小豆半熟，再把大米放入锅内，煮至大米熟烂。再将黄瓜洗净、切丁，放入锅内片刻，即可食用。

有健脾利水的作用。

2.小豆百合杏仁粥：赤小豆50克，百合10克，杏仁5克。

将赤小豆洗净，浸泡2小时后，放入锅内，加入适量清水，大火煮沸后改用文火，将赤小豆煮至半熟，再把洗净的百合、杏仁放入锅内，用文火煮至赤小豆、杏仁、大米熟烂，即可食用。食用时，可加入少量白糖。

🌿 有润肺止咳、除痰利湿的作用。

3.鲤鱼赤豆汤：赤小豆100克，活鲤鱼1条（500克）。

将鲤鱼去鳞、鳃及内脏，洗净。将赤小豆洗净，放入锅中，加入适量清水，用文火煮至半熟，再把鲤鱼加入锅内，煮至赤小豆熟烂，即可食用。

🌿 有利水消肿、健脾行水的作用。适用于急性肾炎中、后期，水肿不甚但没有完全消退者。

4.红豆沙：赤小豆200克，莲子15克，鲜百合50克，冰糖80克。

将红豆洗净，放入锅内，加入适量清水，浸泡2小时，将莲子洗净、去芯，鲜百合洗净，一起放入锅中，煮沸后改用文火，加入冰糖，煮至赤小豆熟烂而没有汤水，凉后捣成

豆沙，即可食用。如没有鲜百合，也可以用干百合泡软，还可以直接购买豆沙，将煮好的莲子、百合捣碎，和冰糖一起拌入豆沙。夏季可放入冰箱冷藏后食用，口感更佳。

🌿 有补血养颜的作用。适用于经期女性食用。

5.赤小豆白茅粥：赤小豆30克，白茅根50克，大米100克。

将白茅根洗净、切段，放入锅内，加入适量清水，煮10分钟，捞出白茅根，备用。将赤小豆洗净，泡4小时，放入有白茅根水的锅内，再加入适量清水，煮至赤小豆半熟。再将大米淘净，放入锅内，煮沸后，改用文火煮至大米熟烂，即可食用。

🌿 有清热利尿、通淋化瘀的作用。适用于前列腺肥大症。

147

刀豆子

别名：刀豆、刀豆角、挟剑豆。

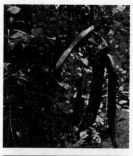

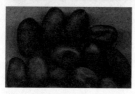

刀豆子为豆科刀豆属
植物刀豆的干燥成熟
种子。秋季果实成熟
时，采收果实，稍晾
晒，剥出种子。

■ 本草纲目摘录

[**性味**] 甘，平，无毒。

[**主治**] 温中下气，利肠胃，止呃逆，益
肾补元。

■ 现代论述

[**性味**] 甘，温。

[**功效与主治**] 有温中下气、益肾补元的
功效。适用于虚寒呃逆，呕吐，腹胀，肾虚腰
痛，痰喘等症。

● 药材选购

药材呈扁圆形或扁肾形，长 2 ~ 3 厘米。表
面谈红色或红紫色，少数种子成黑色或黄白色，有
光泽。嚼之有豆腥味。

商品以粒大、饱满、颜色鲜艳、干燥者为佳品。

● 储存方法

放在阴凉干燥处储存，防霉变、防虫蛀。

》食疗方

1. **刀豆炖猪腰**：刀豆子 10 克，猪腰 1 个。

将刀豆子焙黄，研成细末。猪腰洗净、剖开，放入刀豆子末，外面用白
菜包好，放入蒸笼内蒸熟，即可食用。

有补肾壮腰的作用。适用于肾虚腰痛，妊娠期腰痛。

2. **刀豆子粥**：刀豆子 15 克，大米 100 克。

将刀豆子洗净，大米淘净，一起放入锅内，煮沸后改用文火，煮至大米

熟烂，即可食用。

🌿适用于脾胃虚寒，胃痛呃逆，呕吐，腹痛腹泻，腰痛等症。

3.刀豆生姜饮：刀豆子30克，生姜10克。

将刀豆子洗净，生姜洗净、切片，加入适量清水，煮10分钟，加入红糖，即可饮用。每日2～3次。

有温中降逆、止呃止呕的作用。适用于小儿百日咳，老年痰多喘咳等。

4.刀豆子饮：刀豆子50克。

将刀豆子洗净，加入适量清水（以500毫升为宜），煮30分钟，即可饮用。也可以取刀豆子5克，炒干研末，开水送服。每日2次，每次50毫升，连续3日。

🌿有散寒止痛的作用。适用于呃逆，小儿疝气。

淡豆豉

别名： 大豆豉、豆豉、香豉。

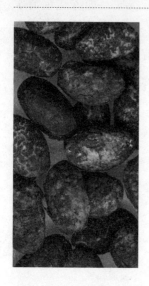

淡豆豉为豆科植物大豆的成熟种子的发酵加工品。

本草纲目摘录

[性味] 苦，寒，无毒。

[主治] 伤寒头痛寒热，瘴气恶毒，烦躁满闷，虚劳喘吸，两脚疼冷。杀六畜胎子诸毒。治时疾热病发汗。熬末，能止盗汗，除烦。生捣为丸服，治寒热风，胸中生疮。煮服，治血痢腹痛。研涂阴茎生疮。治疟疾骨蒸，中毒药蛊气，犬咬。

现代论述

[性味] 苦、辛，凉。

[功效与主治] 有解表、除烦、宣发郁热的功效。适用于感冒，寒热头痛，烦躁胸闷，虚烦不眠等症。

药材选购

药材呈椭圆形，略偏，长1厘米左右。表面黑色，皱缩不平。横断面棕黑色。气香，味微甘。

商品以颜色黑色、质地柔软、气香者为佳品。

储存方法

放在阴凉干燥处储存，防虫蛀、防鼠食。

》食疗方

1. 豆豉粥： 淡豆豉10克，大米100克。

将淡豆豉洗净，放入锅中，加入适量清水，浸泡20分钟，再煮25分钟，捞出淡豆豉。将大米淘净，再加入适量清水，煮沸后，改用文火煮至大米熟烂，即可食用。如喜欢咸食，可适当加入精盐。

有解表除烦、健脾胃、助消化的作用。适用于风寒、风热感冒，头身疼痛，虚烦不眠等症。

2.豆豉烧鲫鱼：淡豆豉 100 克，鲫鱼 1000 克。

将淡豆豉洗净，放入油锅内炸透，备用。将鲫鱼洗净，在油锅内炸成焦黄色，放入调料（葱段、姜片、料酒、酱油、花椒、大料、料酒等）和适量清水，把炸好的豆豉放入锅内，待鲫鱼炖熟后，即可食用。

适用于脾胃虚弱的老年人，产妇乳汁稀少，身体虚弱者食用。尤以产妇更宜食用，饮鲫鱼有通乳下奶的作用。

3.豆豉田螺汤：淡豆豉 30 克，田螺肉 100 克，番茄 100 克。

将淡豆豉洗净，田螺用清水洗去泥沙，番茄洗净、切片，一起放入锅内，加入调料（葱段、姜丝、料酒、酱油）爆炒后，加入适量清水，再煮 10 分钟，即可食用。田螺肉嫩，不宜煮时间过长。

有清热解毒、补益气血的作用。

4.豆豉猪心：淡豆豉 20 克，猪心 500 克。

将淡豆豉洗净，放入锅内，加入适量清水，煮 20 分钟。将猪心洗去心内淤血，劈成两半，放入沸水焯过后，放入有淡豆豉的锅内，煮沸后，改用文火煮至猪心熟透，即可食用。食用时可加入酱油、葱花、香油。注意猪心不能煮时间过长，否则猪心变老，不宜食用。

有解郁除烦、补心安神的作用。适用于神经衰弱，失眠多梦等症。

5.豆豉葱白炖豆腐：淡豆豉 10 克，豆腐 100 克，葱白 5 克。

将淡豆豉洗净，豆腐切片或块，在炒锅内稍加煸炒至豆腐变黄焦，再放入淡豆豉，加入适量清水，煮沸后，放入葱白、精盐，再稍煮片刻，即可食用。

第四章　菜部（10种）

薤白

别名：薤根、小根蒜、薑头、野白头、野薤。

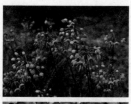
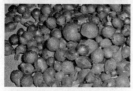
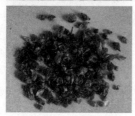

薤白为百合科植物小根蒜或薤的干燥鳞茎。南方在夏、秋两季采挖，北方在春季采挖。采收后除去茎叶、须根，洗净，蒸透或在沸水中烫透，再晒干。

■ 本草纲目摘录

[性味] 辛，苦，温，滑，无毒。

[主治] 金疮疮败。轻身，不饥耐老。归骨，除寒热，去水气，温中散结气。作羹食，利病人。诸疮中风寒水气肿痛，捣涂之。煮食，耐寒，调中补不足，止久痢冷泻，肥健人。

■ 现代论述

[性味] 辛、苦，温。

[功效与主治] 有通阳散结、行气导滞等功效。适用于胸痹疼痛，痰饮咳喘，泻痢后重等症。

● 药材选购

药材呈不规则卵圆形，高 0.5～1.5 厘米。表面黄白色和淡黄棕色，皱缩，半透明，有数层类白色膜质鳞片包被，底部有突起的鳞茎盘。质地坚硬，角质样，横断面黄白色。有蒜臭味，味微辣。

商品以身干、个大、质地坚硬、饱满、黄白色、半透明者为佳品。

● 储存方法

放在阴凉干燥处储存，防霉变、防潮、放虫蛀。

● **饮食宜忌**

由于薤白对胃黏膜有一定的刺激，因此胃溃疡患者不宜食用。

》食疗方

1. **腌小根蒜**：薤白250克，腌制盐20克。

将薤白（俗称小根蒜）洗净，去掉杂质，按照腌制咸菜方法进行腌制。一般1周即可食用。也可以采挖新鲜小根蒜，暴腌2小时即可食用。

🌿 有清热解毒的作用。东北地区，每年春季人们喜欢采挖小根蒜食用。

2. **小根蒜炒肉丝**：小根蒜100克，猪肉200克。

将小根蒜洗净，切成细丝，猪肉切成丝，加入少量淀粉。将油锅烧热并加入食用油，趁八成热时将肉丝倒入锅内，炒至猪肉变色，加入调料（酱油、葱丝），再把小根蒜丝倒入锅内稍加煸炒，即可食用。

🌿 有滋阴润燥的作用。特别适用于肺炎和支气管肺炎恢复期的患者食用。

3. **小根蒜蘸酱**：小根蒜适量。

把小根蒜洗净、切半，豆瓣酱炸熟（可以放入肉末）。食用时用小根蒜蘸酱，味道鲜美，增加食欲。每年春季，黑龙江省人们有生食小根蒜的习俗。

🌿 有清热解毒、润肺止咳的作用。

4. **小根蒜炒鸡蛋**：小根蒜100克，鸡蛋2个。

将小根蒜洗净、切片，鸡蛋打碎。先在锅内放入食用油，烧热后，把鸡蛋倒入，稍后再把小根蒜片倒入，加入调料（精盐、鸡精），炒熟即可食用。也可以先把小根蒜片放入锅内煸炒，再把鸡蛋倒入锅内，此时鸡蛋和小根蒜片能混成一体，加入调料，待鸡蛋熟后，即可食用。

🌿 有滋阴润燥的作用。适用于咽喉肿痛，痢疾，肺气喘息，营养不良等症。

5. **薤白粥**：薤白10克，大米100克。

将薤白洗净，大米淘净，一起放入锅内，加入适量清水，大火烧沸后，改用文火熬煮成粥，即可食用。

🌿 有润肺通气的作用。适用于胸痹作痛，胸膜炎，肺炎初愈，痢疾，肠炎等。

莱菔子

别名： 萝卜子、雹突、罗柏子。

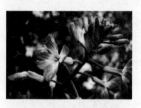

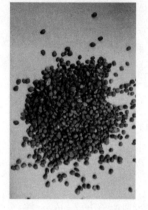

莱菔子为十字花科植物萝卜的干燥成熟种子。夏、秋季果实成熟时割取果实，晒干后，打出或用手搓出种子，除去杂质，再晒干。

■ 本草纲目摘录

[性味] 辛、甘，平，无毒。

[主治] 研汁服，吐风痰。同醋研，消肿毒。下气定喘治痰，消食除胀，利大小便，止气痛，下痢后重，发疮疹。

■ 现代论述

[性味] 辛、甘，平。

[功效与主治] 有消食除胀、降气化痰的功效。适用于饮食停滞，脘腹胀痛，大便秘结，积滞泻痢，痰壅喘咳，肠梗阻，高血压等症。

● 药材选购

药材呈椭圆形，稍扁，长 2～4 毫米。表面黄棕色，种皮薄且脆，富含油脂。

商品以籽粒饱满、个大、坚实、红棕色、油性足、没有杂质者为佳品。

● 储存方法

放在通风干燥处储存。

》食疗方

1. 莱菔子大米粥： 莱菔子 10 克，大米 50 克。

将莱菔子洗净、炒黄，加入适量清水，煮 20 分钟，捞出莱菔子，留 100 毫升莱菔子汁液。将大米淘净，放入锅内，再加入适量清水，煮沸后，改为文火煮至大米烂熟，变成稀粥，即可食用。

有下气化痰、健脾消食的作用。适用于支气管炎，支气管肺炎，支气管哮喘，咳嗽痰多兼消化不良者。每日2次，温热服食。脾虚便溏者不宜。

2.**炒莱菔子**：莱菔子6克。

将莱菔子洗净、晾干，放入锅内，炒至爆壳，待凉后，研成细末，装入胶囊，即可食用。适用于患有高脂血症的肥胖老年人。每天1～2次，饭后服用。

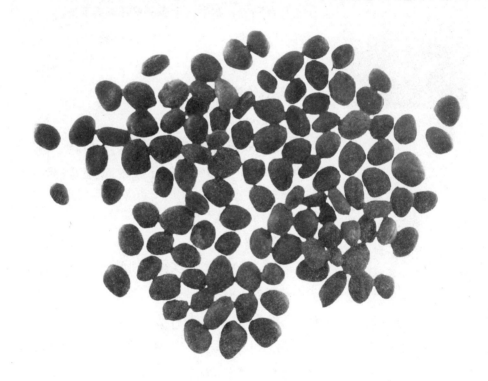

茴香

别名：㰱香、小茴香、香丝菜、怀香、谷香。

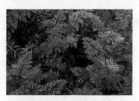

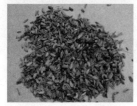

茴香为伞形科植物茴香的干燥成熟果实。秋季果实初熟时，把植株割回，晒干后，用小棒打下果实，筛去杂质。

■ **本草纲目摘录**

[**性味**] 辛，平，无毒。

[**主治**] 诸瘘、霍乱及蛇伤。膀胱胃间冷气及育肠气，调中，止痛、呕吐。治干湿脚气，肾劳癞疝阴疼，开胃下食。补命门不足。暖丹田。

■ **现代论述**

[**性味**] 辛，温。

[**功效与主治**] 有散寒止痛、和胃理气的功效，适用于胃寒胀痛，下腹冷痛，食少吐泻，痛经等症。

● **药材选购**

药材为双悬果，果实呈圆柱形，长 4 ~ 8 毫米，表面黄绿色。双悬果瓣呈长椭圆形，背面有 5 条纵棱，每个果实内有 1 粒种子。有特异香气。

商品以身干、颗粒均匀、果实饱满、黄绿色、香气浓郁、稍有甜味者为佳品。

● **储存方法**

放在阴凉干燥处储存。

● **饮食宜忌**

实热证及阴虚火旺者不宜选用。

》食疗方

1. **茴香粥**：茴香 10 克，大米 1000 克。

将茴香洗净，加入适量清水，煮 20 分钟，捞出。将大米淘净，放入锅内，煮沸后，改用文火煮至大米熟烂，即可食用。如喜咸食，可加入适量精盐。

▶有行气止痛、健脾开胃、通乳的作用。适用于食欲不振，胃肠下垂，乳汁缺乏等症。

<u>2.茴香生姜陈皮粥</u>：茴香5克，生姜3克，陈皮3克，大米100克。

将茴香洗净，生姜切片，陈皮洗净、掰碎，一起放入锅内，加入适量清水，煮20分钟，捞出药材。将大米淘净，放入锅内，再加入适量清水，煮沸后，改用文火煮至大米熟烂，即可食用。

▶有温中散寒、止痛的作用。适用于寒性腹痛。

荠菜

别名： 荠、沙荠、地菜、荠荠菜、香荠菜。

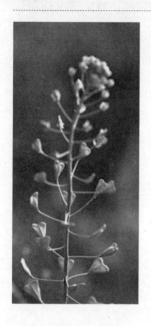

荠菜为十字花科植物荠菜的干燥全草。每年3～6月份采挖，去掉泥土，晒干。如鲜用，采挖回来后，洗净泥土即可。

本草纲目摘录

[性味] 甘，温，无毒。

[主治] 利肝和中。利五脏。根：治目痛。明目益胃。根、叶：烧灰，治赤白痢极效。

现代论述

[性味] 甘，平。

[功效与主治] 有凉血止血、清热利火、降低血压、明目的功效。适用于吐血，咯血，尿血，月经过多，感冒发热，麻疹，肠炎，痢疾，目赤肿痛等。

药材选购

药材呈须状分枝，乳白色或淡褐色，基生叶羽状分裂，质地脆弱，容易破碎。如有花茎，呈黄绿色，花白色。果实为三角形短角果。新鲜荠菜应为鲜绿色，挺拔，有新鲜味。

商品以干燥、绿色茎、叶片多者为佳品。

储存方法

放在阴凉干燥处储存，防潮。家庭采挖的新鲜荠菜，除洗净后放在冰箱保鲜柜保存外，还可以用水焯过，挤掉水分，放入冷冻柜冻存。

» 食疗方

1.荠菜饺子： 荠菜200克，猪肉馅250克，面粉适量。

将新鲜荠菜洗净、焯过（也可以直接切碎），备用。将肉馅和荠菜一起做成肉馅（按一般饺子做法即可）。包成饺子，即可食用，鲜嫩可口。

🌿 有补肾壮阳的作用。适用于高血压，吐血，肾炎水肿等。

2.荠菜粥：荠菜150克，大米100克。

将大米淘净，放入锅内，加入适量清水，待大米半熟时，将洗净的荠菜切碎并放入锅内，熬至大米熟烂，即可食用。

🌿 适用于老年体弱者服用。还适用于水肿，咯血，便血，呕血等症。

3.荠菜豆腐羹：荠菜100克，豆腐200克，胡萝卜25克，香菇25克。

将荠菜洗净、切碎，胡萝卜洗净、切片，香菇洗净，豆腐切丁，一起放入炒锅内煸炒，同时加入调料（葱段、姜丝、精盐、鸡精），煮沸后，再煮5分钟，即可食用。

🌿 有清热利水、降低血压的作用。适用于高血压，高脂血症，冠状动脉粥样硬化性心脏病等。健康人食用亦有保健作用。

4.荠菜鸡蛋汤：鲜荠菜200克，鸡蛋2个。

将荠菜洗净，放入锅内，加入

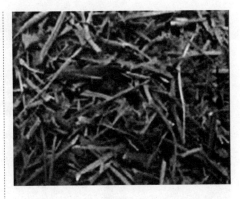

适量清水，煮沸后，即可将鸡蛋打入汤内，同时加入调料（精盐、葱花），待鸡蛋成蛋花，即可食用。

🌿 有补心安神、益血止血、降低血压的作用。适用于高血压患者。健康人食用可益胃。

5.荠菜竹叶饮：荠菜50克，鲜竹叶20克。

将荠菜和鲜竹叶洗净，放入锅内，加入适量清水，煮沸10分钟，捞出药渣，加入适量白糖，即可饮用。

🌿 有清利湿热、通淋利尿的作用。适用于前列腺肥大者。

马齿苋

别名： 马齿菜、五行草、长寿菜、酸味菜、马踏菜、马苋。

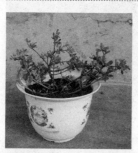

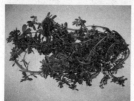

马齿苋为马齿苋科植物马齿苋的干燥全草。夏、秋两季采挖，除去残根及杂质，洗净，略蒸或烫后，晒干。

■ 本草纲目摘录

[性味] 酸，寒，无毒。

[主治] 能肥肠，令人不思食。治女人赤白下。煮粥，止痢及疳痢，治腹痛。服之长年不白。治痈疮，杀诸虫。散血消肿，利肠滑胎，解毒通淋，治产后虚汗。

■ 现代论述

[性味] 酸，寒。

[功效与主治] 有清热解毒、凉血止血的功效。适用于热毒血痢，痈肿疔疮，湿疹，丹毒，虫蛇咬伤，便血，痔血，崩漏等症。

● 药材选购

药材多皱缩卷曲，经常缠绕成团。茎呈圆柱形，长 10 ~ 30 厘米。表面黄褐色，有明显皱纹。叶容易破碎，完整叶片呈倒卵形，绿褐色，全缘。花小，3 ~ 5 朵生于枝条的顶端，花呈黄色。蒴果呈圆锥形。

商品以完整、叶多、青绿色、没有杂质者为佳品。

● 储存方法

放在阴凉干燥处储存，防霉变。新鲜的马齿苋洗好后，如当时不用，可放入冰箱保鲜区。

● 饮食宜忌

马齿苋味酸，不宜久煮，煮久后味更酸，慢性脾虚泄泻者、怀孕妇女忌食。不可和甲鱼同时食用。

》食疗方

1. 凉拌马齿苋：马齿苋 500 克。

将马齿苋去根、洗净，在沸水中焯透后捞出，再用清水清洗多余黏液，切段，放入盘中。将大蒜捣烂，或切成碎末，放在马齿苋上，倒入酱油、味精和精盐，再加少量香油，即可食用。食用时口感细嫩、甜酸、鲜香。

🍃 常吃马齿苋，可以增加人体的黑色素。慢性脾虚泄泻者忌食。

2. 马齿苋粥：马齿苋 100 克，大米 100 克。

将马齿苋洗净、切段，备用。将大米淘净，放入锅内，加入适量清水，待煮成稀粥时，加入马齿苋段，再煮 10 分钟，加入适量精盐，即可食用。可作早、晚的粥食用。

🍃 有健脾益胃、清热解毒的作用。适用于急、慢性痢疾或肠炎，腹痛等。

3. 马齿苋包子：马齿苋 200 克，豆腐皮 100 克，面粉 500 克。

将马齿苋洗净、泡软（也可用鲜马齿苋），切碎，豆腐皮切碎，加入调料（葱末、精盐、鸡精、食用油），一起拌成包子馅。面粉按照常规做法做成包子皮，把马齿苋馅包好，上蒸锅蒸熟，即可食用。

🍃 有滋补身体、抗菌的作用。

4. 齿苋绿豆汤：鲜马齿苋 200 克，绿豆 100 克。

将绿豆洗净、泡软，放入锅内，加入适量清水，待绿豆煮至熟烂，再将切好的马齿苋加入锅内，煮 10 分钟，即可食用。

🍃 有清热解毒、止痢的作用，适用于痢疾，肠炎，腹痛等。

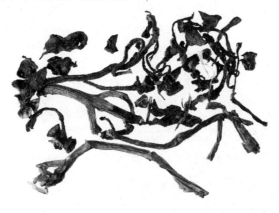

蒲公英

别名：公英、婆婆丁、地丁、奶汁草。

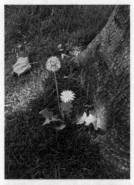

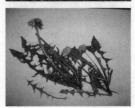

蒲公英为菊科植物蒲公英、碱地蒲公英或同属数种植物的干燥全草。春至秋季花初开时采挖，除去杂质，洗净，晒干。

■ **本草纲目摘录**

[性味] 甘，平，无毒。

[主治] 解食毒，散滞气，化热毒，消恶肿、结核、疔肿。掺牙，乌须发，壮筋骨。

■ **现代论述**

[性味] 苦、甘，寒。

[功效与主治] 有清热解毒、消肿散结、利尿通淋的功效。适用于疔疮毒肿，乳痈，目赤，咽痛，湿热黄疸，热淋涩痛等症。

● **药材选购**

药材呈皱缩卷曲团状。根为圆锥形，多弯曲，长 3 ~ 7 厘米；表面棕褐色；根头部有棕褐色或黄白色茸毛。叶基生，大多已经皱缩、破碎。完整的叶片为倒披针形，绿褐色或暗灰色。顶生头状花序，花冠黄褐色或淡黄白色。气微，味微苦。

商品以身干、叶灰绿色、根完整、花黄、没有杂质者为佳品。

● **储存方法**

放在阴凉干燥处储存，防霉变。

》食疗方

1. 蒲公英绿豆汤：蒲公英 100 克，绿豆 50 克。

将蒲公英洗净，放入锅内，加入适量清水煎煮，煎好后捞出，加入洗净的绿豆和适量清水，煮沸后，改用文火煮至绿豆熟烂，加入白糖，即可食用。

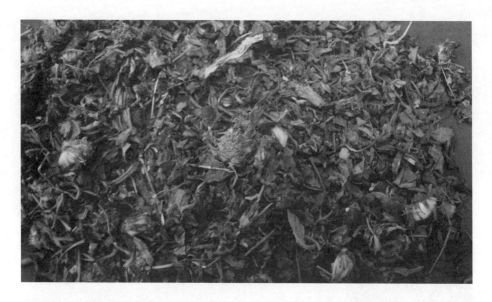

🌿适用于各种炎症，尿路感染，小便不利，大便秘结等。

2. 蒲公英炒肉丝：蒲公英250克，猪肉100克。

将蒲公英洗净，如为鲜蒲公英，需要在沸水中焯一下，捞出后沥水、切段。猪肉洗净、切丝。将调料（料酒、葱段、姜片、酱油、精盐、味精）放入碗中拌匀勾成芡汁。先把肉丝煸炒至肉熟，再加入芡汁和蒲公英，炒至入味，即可食用。

3. 蒲公英蘸酱：春季东北地区人们有生食蒲公英的习俗。

将先蒲公英洗净，放在水中浸泡，蘸酱食用。新鲜的蒲公英，尤其是没有开花的蒲公英幼苗，更是鲜嫩可口。

🌿有清热解毒的作用。尤适于春季食用。

4. 蒲公英茶：蒲公英75克。

将蒲公英洗净，放入锅中，加入适量清水，煮沸后，改用文火煮20分钟，即可饮用。

🌿有清火解毒、利水消肿的作用。适用于慢性胃炎、胃溃疡等。每次服用10克，用生姜汤送服。

鱼腥草

别名： 蕺菜、侧耳根、臭腥草、鱼鳞草。

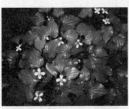

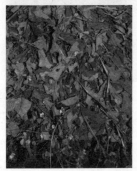

鱼腥草为三白草科植物蕺菜的干燥地上部分。夏季茎叶茂盛花穗多时采割，除去杂质，晒干。

■ **本草纲目摘录**

[性味] 辛，微温，有小毒。

[主治] 散热毒痈肿，疮痔脱肛，断痁疾，解硇毒。

■ **现代论述**

[性味] 辛，微寒。

[功效与主治] 有清热解毒、消肿排脓、利尿通淋的功效。用于治疗肺痈吐脓，痰热喘咳，痈肿疮毒，呼吸道感染，尿路感染，慢性宫颈炎等。

● **药材选购**

商品以叶片多、绿色、有花序、鱼腥性味浓者为佳品。

● **储存方法**

放在阴凉干燥处储存，防潮。

》食疗方

1. 鱼腥草绿豆汤： 鱼腥草 15 克，绿豆 25 克，猪肚 200 克。

将鱼腥草洗净、切段，绿豆淘净，浸泡 2 小时，猪肚洗净，切成滚刀块。先把猪肚和泡好的绿豆放入锅内，加入适量清水，烧沸后改用文火，再加入鱼腥草和调料（葱段、姜丝、精盐），煮至绿豆熟烂，即可食用。

有清热解毒、利尿消肿的作用。

2. 鱼腥草海蜇拌莴苣： 鱼腥草 100 克，莴苣 250 克，海蜇 100 克。

将鱼腥草洗净，切成小段，海蜇洗净、切丝，莴苣洗净、削去外皮，切成细丝，一起放在盘中，加入调料（葱丝、姜丝、酱油、米醋、精盐、味精

本草纲目125种养生中药图册

和香油），拌匀即可食用。

🌿有清热解毒的作用。适合夏日食用。

3. 鱼腥草炒鸡蛋：鲜鱼腥草100克，鸡蛋2个。

将鱼腥草洗净、切段，鸡蛋打碎，备用。在炒锅内放入食用油和葱花，先将鱼腥草放入锅内煸炒，再放入鸡蛋煸炒，同时放入精盐、味精，炒至鸡蛋熟透，即可食用。

🌿有清热解毒、滋阴润燥的作用。适用于肺炎、虚劳出血等。

4. 鱼腥草炖雪梨：鱼腥草100克，雪梨250克。

将鱼腥草洗净，切成小段，放入锅内，加入适量清水，煮30分钟，捞出鱼腥草。将雪梨洗净，掏出梨核，切成小块，放入锅内，再加入清水和白糖，用文火煮至梨肉熟透，即可食用。

🌿有清肺止咳、清化痰热的作用。适用于肺癌患者，对肺癌痰多、吐黄稠脓痰者，坚持服食有较明显的辅助治疗作用。

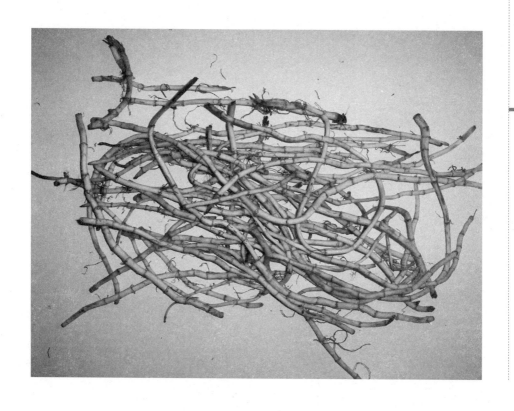

山药

别名： 薯蓣、怀山药、野白薯、山薯。

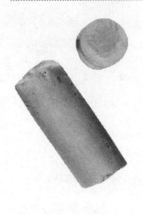

山药为薯蓣科植物薯蓣的干燥根茎。毛山药在冬季茎叶枯萎后采挖，去掉芦头、洗净，刮去外皮及须根，用硫黄熏后晒干或烘干。也有选根直肥大的干燥山药，放在清水中，浸泡到没有干心，闷透，用硫黄熏后，再用木板搓成圆柱状，切齐两端，晒干，打光，即为光山药

■ 本草纲目摘录

[性味] 甘，温、平，无毒。

[主治] 伤中，补虚羸，除寒热邪气，补中，益气力，长肌肉，强阴。久服，耳目聪明，轻身不饥延年。主头面游风，头风眼眩，下气，止腰痛，治虚劳羸瘦，充五脏，除烦热。补五劳七伤，去冷风，镇心神，安魂魄，补心气不足，开达心孔，多记事。

■ 现代论述

[性味] 甘，平。

[功效与主治] 有补脾养肺、固肾益精的功效。适用于身体虚弱，惊声倦态，食欲不振，消化不良，慢性腹泻，虚劳咳嗽，遗精盗汗，妇女白带等症。

● 药材选购

毛山药：略呈圆柱形，弯曲而稍扁，长15～30厘米，直径1.5～6厘米。表面黄白色或淡黄色，有纵沟、皱纹及须根痕，偶有浅棕色外皮残留。体重，质坚实，不易折断，断面白色，粉性。无臭，味淡、微酸，嚼之发黏。

光山药：呈圆柱形，两端平齐，长9～18厘米，直径1.5～3厘米。表面光滑，白色或黄白色。

商品以身干、质地坚硬、粉性足、颜色洁白为佳品。

食用山药种类主要有菜山药和铁棍山药两种。菜山药实际是食用山药的俗称，主要是为了和铁棍山药区别。铁棍山药原产于河南省，目前许多地方也在种植，和菜山药的主要区别是：铁棍山药为圆柱形，长 60 ~ 80 厘米，较细，一般直径不超过 2.5 厘米，表皮土褐色，密布细毛，有紫红色不光泽的斑点。皮非常薄，肉极细腻，白里透黄，质坚粉足，黏液质少，久煮不散，味香、微甜、口感好。

● 储存方法

放在通风干燥处，防霉变、防虫蛀。市场购买来的新鲜山药，放在阴凉处即可，但不宜久放。

● 饮食宜忌

实热邪实者忌用。

》食疗方

1. 山药羊肉粥：鲜山药 100 克，羊肉 150 克，大米 100 克。

将羊肉切成碎丁，稍加煸炒，加入调料（葱段、姜丝），待熟透后盛出，备用。将山药洗净，切成丁字块，大米（最好用东北大米）洗净，放入 1500 克沸水中，同时将山药和羊肉末一起倒入锅内，待水沸后，改用文火煮至羊肉烂熟，根据个人口味，适当加入精盐和胡椒粉，即可食用。

☘ 有补中益气、健脾胃、补肺的作用。常饮此粥可以延年益寿。

2. 山药酒：山药 100 克，黄酒 500 克。

将山药洗净、切段，备用。将黄酒放在酒坛内，隔水加热，待酒沸后，加入山药，继续水浴加热，同时注意要经常加酒，至山药熟后，捞出山药，加入适量蜂蜜，即可饮用。

☘ 有益精髓、补脾胃的作用，同时有延年益寿的功效。

3. 山药茯苓包子：山药粉 100 克，茯苓粉 100 克，面粉 1000 克，白糖 300 克。

将山药粉和茯苓粉（如买不到粉，可以自己买回山药和茯苓加工成粉）用清水调成糊状，放置 10 分钟，待水充分进入粉内，放到蒸锅里，蒸 20 ~ 30 分钟，取出待凉后，加入 150 ~ 200 克面粉、适量白糖和少量猪油（也可以加入花生油），做成甜馅，待用。将剩下的面粉发酵后，做成包子皮，再把甜馅包成直径为 2～3 厘米大小的包子，上蒸锅，蒸熟后，即可做早餐食用。

有益脾胃、涩精气的作用。适用于脾胃不健，食少，消渴，尿频，遗精，遗尿等症。

4.凉拌山药：山药 200 克，莴笋 50 克，胡萝卜 50 克。

将山药洗净、切丝，胡萝卜洗净、切成细丝，莴笋洗净、切片。先将山药丝放入油锅内，炸至焦黄，放入盘中，再把胡萝卜丝和莴笋片摆在山药丝上，加适量精盐、胡椒粉和少量香油，即可食用。

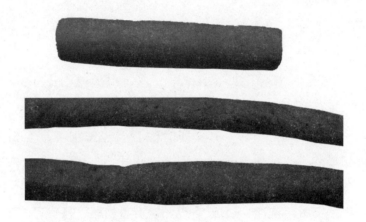

百合

别名：野百合、蒜脑薯、药百合。

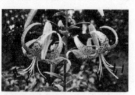

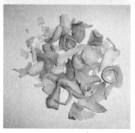

百合为百合科植物卷丹、百合或细叶百合的干燥肉质鳞叶。秋季采挖，洗净，剥取鳞叶，置沸水中略烫，干燥。

■ **本草纲目摘录**

[**性味**] 甘，平，无毒。

[**主治**] 邪气腹胀心痛，利大小便，补中益气。除浮肿胪胀，痞满寒热，通身疼痛，及乳难喉痹，止涕泪。安心定胆益志，养五脏。温肺止嗽。

■ **现代论述**

[**性味**] 甘，寒。

[**功效与主治**] 有养阴润肺、清心安神的功效。适用于肺热咳嗽，痰中带血，烦躁失眠，神志不安，鼻出血，闭经等症。

● **药材选购**

商品以肉厚、色白、质地坚实、味苦者为佳品。

● **储存方法**

放在干燥通风处储存，防霉变、防虫蛀。新鲜百合可放在冰箱保鲜区内。

》食疗方

1. 百合羹：鲜百合 100 克。

将鲜百合洗净，放在凉水中浸泡 2 小时，撕去外皮以去掉苦味。将洗净去皮的百合放入锅内，烧沸后，改用文火煮熟，加入适量白糖，即可食用。

🌱适用于肺痨久咳、虚烦惊悸患者。

2. 百合莲藕羹：百合 15 克，莲子 15 克，藕 150 克。

将百合洗净；藕洗净，切成小块；莲子事先泡好，掰开去芯。将百合、莲子一同放入锅内，加入适量清水，煮沸后，改用文火煮至莲子熟透后，加入藕块再煎煮，至藕块煮熟，加入白糖，即可食用。

🌿 有增强体质、延年益寿的作用。常饮有利于增强人体的免疫能力。

3.百合粥：百合40克，大米120克。

将百合洗净，大米淘净，一起放入锅内，加入适量清水，煮沸后，改用文火煮至粥熟烂，加入白糖，即可食用。

🌿 有滋阴养肺、安神止咳的作用。

4.百合金银花茶：百合30克，金银花15克。

将百合、金银花洗净，去掉杂质，放入锅内，加入适量清水，煮沸后，改用文火煎煮，同时加入适量冰糖，再煮10～15分钟，待凉后，即可食用。

🌿 有清热解毒、利咽的作用。适用于咽喉肿痛，口干舌燥，咳嗽等。

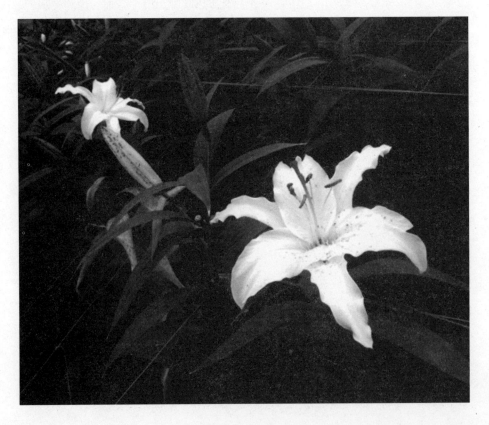

灵芝

别名： 灵芝草、菌灵芝。

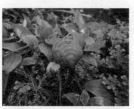

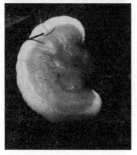

灵芝为多孔菌科真菌赤芝或紫芝的干燥子实体。全年采收，除去杂质、泥沙，阴干或烘干。

■ 本草纲目摘录

[**性味**] 甘，温，无毒。

[**主治**] 耳聋，利关节，保神，益精气，坚筋骨，好颜色。久服，轻身不老延年。疗虚劳，治痔。

■ 现代论述

[**性味**] 甘，平。

[**功效与主治**] 有补气安神、止咳平喘的功效。适用于眩晕不眠，心悸气短，虚劳咳喘。

● 药材选购

赤芝：呈伞状，菌盖肾形、半圆形或近圆形。皮壳坚硬，黄褐色至红褐色，有光泽，具环状棱纹和辐射状皱纹，边缘薄而平截，常稍内卷。菌肉白色至淡棕色。菌柄圆柱形，侧生，红褐色至紫褐色，光亮。

紫芝：皮壳紫黑色，有漆样光泽。菌肉锈褐色。

● 储存方法

放在干燥处贮藏，防虫蛀。

》食疗方

1. **灵芝酒：**灵芝100克，白酒（56度）1000毫升。

将灵芝洗净、切片，放入有1000毫升白酒的酒瓶中，密封，浸泡10天，待白酒成红棕色，即可饮用。饮用时可酌情加入适量白糖。

🍃有补益内脏、强健身体的作用。适用于神经衰弱，失眠，消化不良，咳嗽气喘，老年性支气管炎等。

2. 灵芝银耳汤：灵芝 10 克，银耳 10 克，冰糖适量。

将灵芝、银耳洗净、切片，放入碗内，加入适量冰糖和清水，放入蒸笼内，蒸至酥烂，即可饮用。

🌿有活血化瘀的作用。适用于血管硬化，高血压等。

3. 灵芝黄芪炖肉：灵芝 15 克，黄芪 20 克，精猪肉 400 克。

将灵芝、黄芪洗净，润透，切片，备用。将精猪肉洗净，放入沸水锅内焯去血水，捞出后用清水洗净，切成小方块。先将猪肉、葱、姜、料酒一同放入锅内，煸炒至水干，

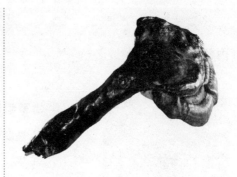

加入适量清水，烧沸，撇去浮沫，再把切好的灵芝片和黄芪片放入锅内，改用文火炖至猪肉熟烂，即可食用。

🌿有补中益气、补肺益肾、养心安神的作用，也可以保护肝细胞、降血糖。适用于神经衰弱，失眠，食欲不振等。

第五章 果部（20种）

苦杏仁

别名：杏核仁、辽杏仁。

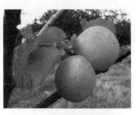

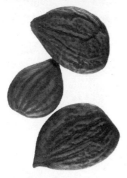

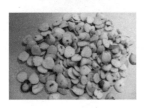

苦杏仁为蔷薇科植物山杏（苦杏）、西伯利亚杏（山杏）、东北杏或杏的干燥成熟种子。夏季采收成熟果实，除去果肉及核壳，取出种子，晒干。

■ 本草纲目摘录

[性味] 甘、苦，温冷利，有小毒。

[主治] 咳逆上气雷鸣，喉痹，下气，产乳金疮，寒心奔豚。治腹痛不痛，发汗，主温病脚气，咳嗽上气喘促。除肺热，治上焦风燥，利胸膈气逆，润大肠气秘。

■ 现代论述

[性味] 苦，微温，有小毒。

[功效与主治] 有止咳平喘、润肠通便的功效。适用于咳嗽气喘，胸满痰多，血虚津枯，肠燥便秘等症。

● 药材选购

药材呈扁心形，长1～2厘米，背面黄棕色，一端尖，另一端钝圆，肥厚，左右不对称。尖端有一短线形种脐，种皮薄，子叶乳白色，油质大。味苦。

商品以种子饱满、个体均匀、无破碎者为佳品。

● 储存方法

放在阴凉干燥处储存，防霉变、防虫蛀、防泛油。

● 饮食宜忌

本品有小毒，内服不宜过量，剂量过大可致中毒。苦杏仁不可与小米、黄芪、黄芩、葛根同食。苦杏仁与猪肺同食不利于蛋白质的吸收。

》食疗方

1.杏仁菊花红花饮：苦杏仁 6 克，红花 6 克，菊花 6 克。

将杏仁去皮，红花、菊花洗净，一同放锅内，加入适量清水，烧沸后，改用文火煎煮 15 分钟，待杏仁熟烂，加入白糖，即可饮用。

🌿有平肝、祛瘀、疏风、清热、明目的作用。适用于慢性肝炎，目赤，心烦，头痛等。

2.杏仁荸荠藕粉羹：苦杏仁 15 克，荸荠 50 克，藕粉 50 克，冰糖 15 克。

先将苦杏仁洗净，放入温水中泡胀，去皮尖，连同浸泡液放入锅内，煮 20 分钟，捞出苦杏仁。将荸荠洗净，除去荸荠头及根须，剁成荸荠泥状，放入锅内，搅拌均匀，用文火熬煮，并拌入调匀的湿藕粉及冰糖末，边拌边煨，使之成羹状，即可食用。

🌿有清肺止咳、化痰抗癌的作用。适用于肺癌痰热咳嗽，可增强抗癌功效，有较好的辅助治疗作用。

乌梅

别名： 干枝梅、梅子、酸梅、乌梅肉。

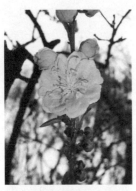

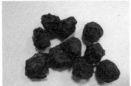

乌梅为蔷薇科植物梅的干燥近成熟果实。夏季果实近成熟时采收，低温烘干后闷至色变黑。

■ 本草纲目摘录

[**性味**] 酸、涩，温、平，无毒。

[**主治**] 下气，除热烦满，安心，止肢体痛，偏枯不仁，死肌，去青黑痣，蚀恶肉。去痹，利筋脉，止下痢，好唾口干。止渴调中，去痰治疟瘴，止吐逆霍乱，除冷热痢。治虚劳骨蒸，消酒毒，令人得睡。

■ 现代论述

[**性味**] 酸、涩，平。

[**功效与主治**] 有敛肺、涩肠、生津、安蛔的功效。适用于肺虚久咳，久痢滑肠，虚热消渴，呕吐腹痛，胆道蛔虫等。

● 药材选购

药材呈类圆形，直径 1～3 厘米。表面乌黑色，皱缩不平。果肉柔软，果核坚实。味极酸。

商品以身干、个大、肉厚、核小、外皮乌黑色、味酸、柔滑者为佳品。

● 储存方法

放在阴凉干燥处储存，防霉变、防潮。

● 饮食宜忌

乌梅忌与猪肉同食。

》食疗方

1. **乌梅汤：** 乌梅 10 个。

将乌梅洗净，放入锅内，加入适量清水，浸泡 30 分钟后，用沸水烧开，改用文火煮至乌梅皮烂，即可饮用。可根据个人口味适当加入白糖，如果喜欢酸味，可以多放乌梅。

🌿有敛肺止咳、生津止渴的作用。尤适宜夏季饮用。

2.乌梅粥：乌梅20克，大米100克。

将乌梅洗净，放入锅内，加入适量清水，煮20分钟，捞出乌梅。将大米淘净，放入锅内，煮沸后，改用文火煮至大米熟烂，即可食用。食用时可以加入适量冰糖。

🌿有敛肺止咳、止血止痛的作用。适用于慢性久咳，久泻久痢，便血，尿血等症。忌食肥厚油腻和纤维过多的食物，如芹菜。

3.乌梅麦冬冰糖汤：乌梅30克，麦冬15克。

将乌梅、麦冬洗净，放入锅内，加入适量清水，煮30分钟，捞出麦冬，加入冰糖，即可饮用。

🌿有涩肠止痢、生津止渴、养阴生津的作用。

4.乌梅姜茶红糖饮：乌梅30克，生姜10克，茶叶5克。

将乌梅洗净，生姜洗净、切丝，和茶叶一起放入杯内，用沸水冲泡半小时，加入红糖，即可饮用。

🌿有健脾、杀菌、涩肠止痢的作用。

5.乌梅山楂饮：乌梅15克，山楂30克。

将乌梅、山楂洗净，放入杯内，加入适量清水，煮30分钟，即可饮用。如喜甜食，可加入适量白糖。

🌿有降血脂、抗病毒、抗过敏、止泻的作用。适用于血管粥样硬化、高血脂症患者。喜冷饮者可以将乌梅山楂饮放入冰箱冷藏后饮用。

6.乌梅萝卜汤：乌梅3个，鲜萝卜250克。

将乌梅洗净，放入锅内，加入适量清水，煮20分钟。将萝卜洗净、切片，放入锅内，煮至萝卜熟烂，加入少量食盐，即可饮用。

🌿有消积滞、化痰、下气宽中的作用。适用于饮食积滞引起的胸闷、胃部灼热、腹胀、气逆等症。忌食油煎肥腻之物。

7.乌梅黄鱼汤：乌梅5克，黄花鱼100克。

将乌梅洗净，黄花鱼处理干净，一同放入锅内，加入适量清水，用文火煮至鱼熟汤浓，即可食用。食用前可加入食用油、精盐。

🌿有健脾益胃、生津醒神、防癌抗癌的作用。可作为胃癌、食管癌、大肠癌等患者的辅助食疗汤。

桃仁

别名：桃核仁、毛桃仁、山桃仁、野桃仁。

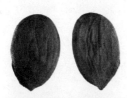

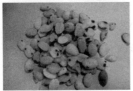

桃仁为蔷薇科植物桃
或山桃的干燥成熟种
子。果实成熟后采收，
除去果肉及核壳，取
出种子，晒干。

■ **本草纲目摘录**

[**性味**] 苦、甘，平，无毒。

[**主治**] 瘀血血闭，癥瘕邪气，杀小虫。
止咳逆上气，消心下坚硬，除卒暴击血，通月
水，止心腹痛。治血结、血秘、血燥，通润大
便，破畜血。

■ **现代论述**

[**性味**] 苦、甘，平。

[**功效与主治**] 有活血祛瘀、润肠通便的
功效。适用于血瘀经闭，痛经，产后瘀血腹痛，
跌扑损伤，肠燥便秘等症。

● **药材选购**

药材呈长卵形，长 1 ~ 2 厘米。表面黄棕色，
有细小颗粒状突起。一端尖，中部膨大，另一端钝
圆，边缘较薄。富油性。

商品以身干、颗粒均匀、饱满整齐、不破碎
者为佳品。

● **储存方法**

放在阴凉干燥处储存，防虫蛀、防泛油。

● **饮食宜忌**

桃仁含有挥发油和大量脂肪油，泻多补少，不能多食，多食可导致中毒，
早期中毒有恶心、呕吐、头疼、头晕、视力模糊、心跳加速等现象。孕妇
忌食。

1. **桃仁芝麻粥**：桃仁6克，黑芝麻6克，冰糖20克，大米100克。

将桃仁洗净，黑芝麻用文火炒香，大米淘净，冰糖打碎成屑。先将大米放入锅内，加入适量清水，煮沸后，改用文火煮至大米八成熟时，再放入桃仁、黑芝麻和冰糖，搅拌均匀，煮至大米熟烂，即可食用。

🌿有补肾、益五脏的作用。

2. **桃仁菊花粥**：桃仁15克，菊花15克，大米100克。

将桃仁、菊花洗净，大米淘净，一起放入锅内，加入适量清水，煮沸后，改用文火煮至大米熟烂，即可食用。

🌿有补肾益气、明目的作用。

3. **桃仁炒香菇**：桃仁100克，香菇250克。

将桃仁、香菇洗净，一起放入锅内煸炒，同时加入调料（葱段、精盐、鸡精、酱油），炒至香菇熟烂，即可食用。

🌿有益智补脑、防癌的作用。

4. **桃仁拌冬瓜**：桃仁10克，冬瓜100克。

将桃仁洗净，冬瓜去皮，切成大块，一起放入锅内煸炒，同时加入调料（葱段、蒜瓣、精盐、鸡精），加入适量清水，煮至冬瓜熟烂，即可食用。

🌿有理气、活血化瘀的作用。适用于前列腺疾病。

大枣

别名： 干枣、美枣、红枣、焦枣、良枣。

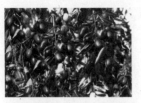

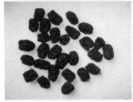

大枣为鼠李科枣属植物枣的干燥成熟果实。秋季果实成熟时采收，晒干。其根、树皮亦入药，随时可采。

■ 本草纲目摘录

[**性味**] 甘，平，无毒。

[**主治**] 心腹邪气，安中，养脾气，平胃气，通九窍，助十二经，补少气、少津液、身中不足，大惊四肢重，和百药。久服轻身延年。补中益气，坚志强力，除烦闷，疗心下悬，除肠澼，久服不饥神仙。

■ 现代论述

[**性味**] 甘，温。

[**功效与主治**] 有补中益气、生津、养血安神的功效。适用于脾虚食少，乏力便溏等症。

● 药材选购

药材呈长椭圆形或卵圆形，长 2 ~ 4 厘米。表面暗红色，有光泽。经过晒干的大枣有不规则的皱纹。外果皮薄；中果皮肉厚，松软，棕黄色；枣核呈纺锤形，质地坚硬。

商品以身干、个大、颜色紫红、果肉厚、味甜者为佳品。

● 储存方法

放在阴凉干燥处储存，防潮、防霉变、防虫蛀。

》食疗方

1. 红枣蒸乳鸽： 红枣 20 克，乳鸽 1 只，料酒 4 毫升，精盐、味精各 3 克。

将红枣洗净、去核，乳鸽洗净，去掉内脏及鸽爪，切成小段，一起放入碗中，加入料酒、精盐和适量清水，进行蒸煮，待鸽肉熟烂，即可食用。

🍃有补气血、美容颜的作用。适用于荨麻疹患者。

2. 枣菊饮：大枣 50 克，菊花 30 克。

将红枣洗净，和菊花一起放入锅内，加入适量清水，煮 20 分钟，即可饮用。

🍃适用于高血压，血清胆固醇过高等。

3. 大枣枸杞煮鸡蛋：大枣 10 枚，枸杞 20 克，鸡蛋 2 个。

将大枣和枸杞洗净，鸡蛋煮熟剥去蛋皮，一起放入锅内，加入适量清水，煮 20 分钟，即可食用。

4. 参枣饮：大枣 5 枚，人参 10 克。

将大枣洗净，人参洗净、切片，一起放入锅内，煮 30 分钟，即可饮用。

🍃有补中益气、治虚、润心肺、生津补血、益精气的作用，还有养颜、抗衰老作用。

5. 大枣养颜饮：大枣 50 克，

水发黑木耳 100 克。

将大枣洗净、去核，木耳水发后撕成小块，一同放入锅内，加入适量清水，煮 20 分钟，即可食用。食用时可放入适量白糖。

🍃有润肺健脾、止咳、补五脏、疗虚损的作用。

6. 大枣山药百合粥：大枣 15 枚，山药 100 克，百合 25 克，大米 100 克。

将大枣洗净，山药洗净、切成小块，百合洗净，一起放入锅内，煮沸后，改用文火煮至大米熟烂，即可食用。

🍃有补脾和胃、清热润燥的作用。适用于胃脘隐痛，饥不欲食，口干咽燥，形体消瘦等症。

木瓜

别名：贴梗海棠、宣木瓜、云木瓜、木瓜干。

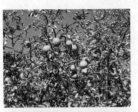

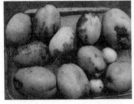

木瓜为蔷薇科植物贴梗海棠的干燥近成熟果实。夏、秋二季果实绿黄时采收，置沸水中烫至外皮灰白色，对半纵剖，晒干。

■ 本草纲目摘录

[性味]酸，温，无毒。

[主治]湿痹脚气，霍乱大吐下，转筋不止。强筋骨，下冷气，止呕逆，心膈痰唾，消食，止水利后渴不止，作饮服之。调营卫，助谷气。去湿和胃，滋脾益肺，治腹胀善噫，心下烦痞。

■ 现代论述

[性味]酸，温。

[功效与主治]有平肝舒筋、和胃化湿的功效。适用于湿痹拘挛，腰膝关节肿痛，吐泻转筋，脚气，水肿等症。

● 药材选购

药材呈长圆形，长4～9厘米。表面紫红色，有不规则的深皱纹。果肉红棕色，中心凹陷，质地坚硬，肉厚。有香气。

商品以外皮抽皱、颜色紫红、质地坚实、味酸者为佳品。

● 储存方法

放在阴凉干燥处储存，防潮、防虫蛀。

》食疗方

1. **木瓜粥：**木瓜30克，大米100克。

将木瓜洗净、切片，放入锅内，加入适量清水，煮20分钟后捞出。将大米淘净，放入锅内，再加入适量清水，煮沸后，改用文火煮至大米熟烂，即可食用。可放入适量红糖调味。

🌿适用于小腿抽筋，脚气，水肿等症。

2. 木瓜奶：木瓜20克，牛奶250克。

将木瓜洗净、泡软、切片，放入牛奶中，再加入适量果汁、开水和蜂蜜，搅拌均匀，即可饮用。

🌿健康人经常饮用有美嫩容颜、消食减肥的功效。

3. 木瓜茶：木瓜1个。

将木瓜洗净，放入杯内，用沸水冲泡，即可饮用。

🌿有解口渴、助消化的作用。平时可以饮用，尤以夏日为宜。

4. 木瓜炖猪手：木瓜20克，猪手2个。

将木瓜洗净、切片，加入适量清水，煮30分钟，捞出木瓜，备用。

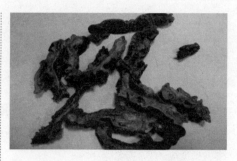

将猪手洗净，放入锅中，加入木瓜汁和调料（葱段、姜丝、精盐、料酒），煮沸后，改用文火煮至猪手皮烂筋酥，即可食用。

🌿有养血通络的作用。

5. 木瓜蜜：木瓜50克，蜂蜜500克。

将木瓜洗净，削去外皮，蒸熟后，捣成瓜泥，和蜂蜜一起拌匀，装入罐内，即可食用。食用时，取1匙用沸水冲开服用。

🌿适用于关节痛。

山楂

别名：山里红、红果、酸楂、山里果子。

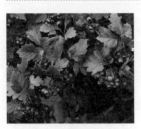

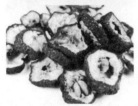

山楂为蔷薇科植物山里红或山楂的干燥成熟果实。秋季果实成熟时采收，切片，干燥。

■ 本草纲目摘录

[**性味**] 酸、甘，微温。

[**主治**] 消食积，补脾，治小肠疝气，发小儿疮疹。健胃，行结气。治妇人产后儿枕痛，恶露不尽，煎汁入砂糖服之，立效。化血块气块，活血。

■ 现代论述

[**性味**] 酸、甘，微温。

[**功效与主治**] 有消食健胃、行气散瘀的功效。适用于肉食积滞，脘腹胀满，泻痢腹痛，高脂血症等。

● 药材选购

药材为圆形片，皱缩不平，直径 1 ~ 2.5 厘米。外皮红色，果肉深黄色，中间有 5 粒果核。如果核脱落，则成为空心小片。

商品以身干、粒大、饱满、坚实者为佳品。

● 储存方法

放在通风干燥处储存，防霉变、防虫蛀。

》食疗方

1. 山楂粥：山楂 25 克，大米 100 克。

将山楂洗净（最好用鲜山楂，如没有可用山楂片），大米淘净，一起放入锅内，加入适量清水，煮沸后，改用文火煮至大米熟烂，加入适量白糖，即可食用。

🍃有消食化积的作用。适用于消化不良，也可用于咳嗽、高血压患者的辅助食品。

2. 山楂莲子饮：山楂100克，莲子100克。

将山楂洗净，莲子泡软、洗净，去掉莲心。先将莲子放入锅内，煮至半熟时，再将山楂放入锅内，待莲子熟烂（此时山楂已经熟烂），加入白糖，即可饮用。

🌿有消食开胃、养心安神的作用。健康人饮用可益智健脑，延年益寿。

3. 山楂海带丝：山楂100克，胡萝卜50克，海带250克。

将山楂洗净、切片，海带发泡、洗净，切成细丝，一起放入锅中，加入适量清水和调料（姜片、料酒），煮沸后，改用文火炖至海带熟烂，放入盘中。再将胡萝卜洗净，切成细丝，放入盘中，加入适量白糖，拌匀即可食用。

🌿有健脾开胃的作用。

4. 豆芽炒山楂：鲜山楂50克，绿豆芽250克。

将鲜山楂洗净，切成细丝，备用。绿豆芽洗净，放入锅内，按照常规煸炒近熟（一般要加入少量白醋、花椒粒、葱丝、精盐），再放入山楂丝，稍加煸炒，即可食用。

🌿有清热利湿、健胃消食的作用。

5. 山楂番茄牛肉汤：山楂20克，番茄100克，牛肉100克。

将山楂洗净、切片（可用山楂片）；番茄洗净，切成薄片；牛肉洗净，切成薄片。先将牛肉在锅内煸炒（此时要加入葱段、姜片、料酒、酱油），再加入适量清水和山楂片、番茄，烧沸后，改用文火煮至牛肉熟烂，即可食用。

🌿有滋阴润燥、化食消积的作用。

橘红

别名：芸皮、芸红。

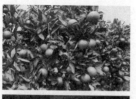

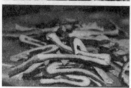

橘红为芸香科植物化州桔或橘及其栽培变种的干燥外层果皮。秋末冬初果实成熟时采收，削下外果皮，晒干。

■ **本草纲目摘录**

[**性味**] 甘、辛，平，无毒。

[**主治**] 下气，宜食，消食快膈，散愤懑之气，化痰。

■ **现代论述**

[**性味**] 辛、苦，温。

[**功效与主治**] 有散寒、燥湿、利气、消痰、散结的功效。适用于风寒咳嗽，喉痒痰多，食积伤酒，胃痛，疝气痛等症。

● **药材选购**

药材呈长条形或不规则薄片状，边缘皱缩，并向内卷曲。表面黄棕色，存放时间久会变成棕褐色，油室特别明显。内表面黄白色。质地脆弱，很容易破碎。有芳香性味。

商品以片大、颜色红色、油润者为佳品。

● **储存方法**

放在通风干燥处储存，防霉变、防潮。

》食疗方

1. **橘红酒：**橘红 30 克，白酒（50 度）500 克。

将橘红洗净、掰碎，放入白酒瓶内，密封，10 天后即可饮用。

有理气散寒、化痰止嗽的作用。适用于喘嗽久痰，慢性气管炎，哮喘等症。

2. **橘红糕：**橘红 10 克，白糖 200 克，米粉 500 克。

将橘红碾成细粉，拌入白糖做馅。将米粉以水湿润，撒在蒸锅屉布上，蒸熟后取出，待冷后用刀压平，撒上橘红糖馅，上面再摊放一层蒸熟的米粉糕，再压实，即成橘红糕，即可食用。食用时把糕切成小块食用。

🌿有健胃消食、化痰止咳的作用。适用于食欲不振，消化不良，咳嗽多痰等症。

3. 橘红茶：橘红1片，绿茶5克。

将橘红、绿茶放入杯中，沸水冲泡，再放入沸水锅内隔水蒸20分钟，即可饮用。

🌿有清热、化痰、止咳的作用。适用于咳嗽多痰，痰黏不易咳出等症。

陈皮

别名：橘皮。

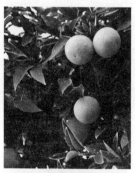

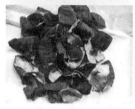

陈皮为芸香科植物橘及其栽培变种的干燥成熟果皮。药材分为"陈皮"和"广陈皮"。采摘成熟果实，剥取果皮，晒干或低温干燥。

本草纲目摘录

[性味] 苦、辛，温，无毒。

[主治] 胸中瘕热逆气，利水谷。久服去臭，下气通神。下气，止呕咳，治气冲胸中，吐逆霍乱，疗脾不能消谷，止泄，除膀胱留热停水，五淋，利小便，去寸白虫。清痰涎，治上气咳嗽，开胃，主气痢，破癥瘕痃癖。疗呕哕反胃嘈杂，时吐清水，痰痞疟疟，大肠闭塞，妇人乳痈。入食料，解鱼腥毒。

现代论述

[性味] 苦、辛，温。

[功效与主治] 有理气健脾、燥湿化痰的功效。适用于胸脘胀满，食少吐泻，咳嗽痰多。

药材选购

陈皮：常剥成数瓣，基部相连，有的呈不规则片状。外表面橙红色或红棕色，有细皱纹及凹下点状油室；内表面浅黄白色，粗糙，附黄白色或黄棕色筋络状维管束。质稍硬而脆。

广陈皮：常3瓣相连，形状整齐，厚度均匀。点状油室较大，对光照视，透明清晰。质较柔软。

储存方法

放在阴凉干燥处贮藏，防热、防霉变。

饮食宜忌

陈皮不宜与半夏、南星同用。

1. **陈皮饮**：陈皮 15 克，白糖适量。

将陈皮洗净，切成细条，放入茶杯中，沸水冲开，加入适量白糖，泡 10 分钟，即可饮用。

🍃 有消暑、止咳、化痰、健胃的作用，也有预防高血压的作用。

2. **陈皮荷叶茶**：陈皮 10 克，荷叶 20 克，冰糖适量。

将陈皮、荷叶洗净，放入锅中，加入适量清水，大火煮开，改用文火煮 10 分钟，放入白糖，即可饮用。

🍃 有消暑、止咳、健脾胃的作用。孕妇禁服。

3. **红豆陈皮饮**：红豆 150 克，陈皮 10 克。

将红豆、陈皮洗净，放入锅内，加入适量清水，浸泡半小时，再煮沸后改用文火，使红豆熟烂，即可食用。

🍃 有助消化、补血、利尿、消肿的作用。

香橼

别名： 枸橼、香圆、钩缘子、炒香橼。

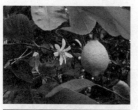

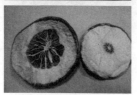

香橼为芸香科植物枸橼或香圆（西南香圆）的干燥成熟果实。秋季果实成熟时采收，趁鲜切片，晒干或低温干燥。香圆亦可整个或对剖两半后，晒干或低温干燥。

■ **本草纲目摘录**

[性味] 辛、酸，无毒。

[主治] 下气，除心头痰水。煮酒饮，治痰气咳嗽。煎汤，治心下气痛。

■ **现代论述**

[性味] 辛、苦、酸，温。

[功效与主治] 有疏肝理气、宽中、化痰的功效。适用于肝胃气滞，胸胁胀痛，呕吐噫气，痰多咳嗽等症。

● **药材选购**

药材为圆形或长圆形薄片，直径 4 ~ 10 厘米，厚 20 ~ 50 毫米。横切片外果皮黄色，中果皮黄白色，瓤囊 10 ~ 17 个。质地柔软，有清香性味。

商品以中果皮厚而白、有浓郁香气者为佳品。

● **储存方法**

放在阴凉干燥处储存，防霉变、防虫蛀。

》食疗方

1. **香橼米醋浸海带：** 香橼 9 克，海带 60 克，米醋 500 克。

将香橼洗净、切片，海带泡发（可用新鲜海带 100 克），放在米醋中，浸泡 7 ~ 10 天，即可食用。

适用于单纯性甲状腺肿。

2. **香橼蜜酒：** 香橼 100 克，蜂蜜 100 克，白酒 250 克。

将香橼洗净、切片，放入锅内，加入适量清水，煮 20 分钟，再加入蜂蜜和白酒，稍煮，凉后装入瓶中密封1个月，即可饮用。

3. 香橼砂仁糖：香橼粉100克，砂仁粉75克，白糖250克。

将白糖放入锅中，加入适量清水，用文火熬成稠液，加入香橼粉、砂仁粉搅拌均匀，再熬成丝状，从锅内取出，在玻璃板上摊平，晾凉后切块，即可食用。

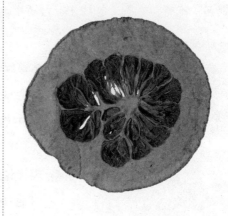

🍃 有疏肝理气、化痰通络的作用。

白果

别名： 银杏、白果仁、鸭脚、佛指甲。

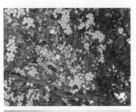

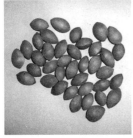

白果为银杏科植物银杏（白果树、公孙树）的干燥成熟种子。当秋季种子成熟时采收，堆放地上或浸入水中，使外种皮腐烂后，除去外种皮，洗净，稍蒸或略煮后，烘干即可。

■ 本草纲目摘录

[**性味**] 甘、苦、涩，平，无毒。

[**主治**] 生食引疳解酒，熟食益人。熟食温肺益气，定喘嗽，缩小便，止白浊。生食降痰，消毒杀虫。

■ 现代论述

[**性味**] 甘、苦、涩，平，有小毒。

[**功效与主治**] 有补虚扶衰、止咳平喘、涩精固元的功效。用于治疗气血亏虚，心脾不足，肾亏，脑衰，肺虚喘咳，遗尿，白带，白浊，淋病等。

● 药材选购

药材略呈椭圆形，一端稍尖，另一端钝，长1.5～2.5厘米，宽1～2厘米，厚约1厘米。表面黄白色或淡棕黄色，平滑，边缘有2～3条棱线。外壳（中种皮）骨质，坚硬。内种皮膜质，种仁宽卵球形或椭圆形，一端淡棕色，另一端金黄色。

商品以身干、粒大、壳白色、种仁饱满、断面淡黄色为佳品。

● 储存方法

放在干燥通风处储存，防潮、防虫蛀。

》食疗方

1. 白果莲子鸡： 白果15克，莲子15克，糯米15克，乌鸡1只。

将白果洗净，去壳后煮沸10分钟，再除去内种皮。莲子洗净，去芯后泡软，糯米淘净、碾碎。乌鸡洗净，去掉内脏，将白果、莲子和碾磨好的糯米装入鸡腹内，加入适量清水，用大火烧开，再改用文火煎煮至烂熟，加入调味品，即可食用。

🍃 有补气健脾、益肾止带的功效。适用于妇女体质虚弱者食用。

2. 白果苡米饮：白果 10 粒，苡米 60 克。

将白果洗净，去掉外壳，煮 10 分钟，再将内种皮剥除。将苡米淘净，放入锅内，加入适量清水，煎煮 30 ~ 40 分钟，待苡米烂熟，即可服用。服用时可以加入适量冰糖或白糖。

🍃 有健脾利湿、祛风湿、清热排毒的作用。

3. 四仁鸡蛋羹：白果仁 50 克，甜杏仁 50 克，核桃仁 50 克，花生仁 50 克，鸡蛋 2 个。

将 4 种果仁洗净，放入锅内，加入适量清水，用大火煮沸后改用文火，待果仁熟透，将鸡蛋打碎，倒入锅内使之成蛋花，加入适量冰糖，稍煮，即可食用。

4. 腐竹白果粥：大米 200 克，白果 30 克，腐竹 15 克，砂糖适量。

将白果洗净，除去其外壳、内种皮和胚，大米淘净，同时放入锅内，加入适量清水，在大火上烧沸，改用文火煮至大米熟烂成粥，即可食用。食用时可以加入适量砂糖调味。

5. 桂花白果：白果 300 克，桂花适量。

将白果洗净，去壳后煮沸 10 分钟，再除去内种皮（也可以买现成的白果仁，直接使用），放入锅内，加入适量清水，煮 10 ~ 15 分钟，捞出后洗净。锅内重新放入清水，再放入煮过的白果仁，待白果熟烂，加入白糖，用湿淀粉勾稀芡，放入桂花，即可食用。

🍃 有滋阴养肺、止咳生津的作用。适用于肺阴虚所致的久咳、干咳、气喘、痰多等症，也可以用于脾虚、食欲不振等症。

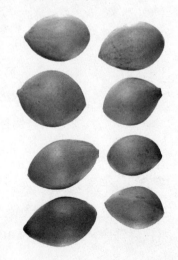

银杏叶

别名：白果叶、鸭脚子。

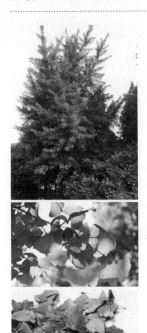

银杏叶为银杏科植物银杏的干燥叶。9～10月采收叶片，晒干。

■ **本草纲目摘录**

[性味]同白果。

[主治]同白果。

■ **现代论述**

[性味]甘、苦、涩，平。

[功效与主治]有活血化瘀、敛肺平喘的功效。适用于胸闷，心悸，痰喘咳嗽等症。

● **药材选购**

药材多皱折或破碎，完整者呈扇形。黄绿色或浅棕黄色，上缘呈不规则的波状弯曲，有的中间凹入，深者可达叶长的4/5。具二叉状平行叶脉，光滑无毛，易纵向撕裂。体轻。

商品以叶片大、黄绿色、完整不破碎者为佳品。

● **储存方法**

放在干燥处贮藏。

》食疗方

银杏叶茶：目前，有许多市民食用银杏叶。但银杏叶有小毒，为此这里详细介绍如何使用银杏叶食疗。

将干净的5片银杏叶洗净，剪成细条，放入水杯中，用沸水冲泡10分钟，即可服用，但不宜长期连续服用。有过敏史的人要慎用。捡来的和在公园里采到的银杏叶不能食用，因为绿化树木会喷洒农药，会有农药残留。

龙眼肉

别名： 龙眼、桂圆、益智、圆眼。

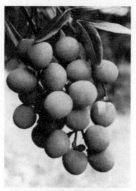

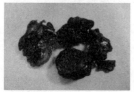

龙眼肉为无患子科龙眼属植物龙眼的假种皮。夏、秋二季采收成熟果实，干燥，除去壳、核，晒至干爽不黏。

■ 本草纲目摘录

[**性味**] 甘，平，无毒。

[**主治**] 五脏邪气，安志厌食。除蛊毒，去三虫。久服强魂聪明，轻身不老，通神明。开胃益脾，补虚长智。

■ 现代论述

[**性味**] 甘，温。

[**功效与主治**] 有补益心脾、养血安神的功效。适用于气血不足，心悸怔忡，健忘，失眠，血虚萎黄等症。

● 药材选购

药材呈不规则薄片，长约 1 ~ 2 厘米，棕褐色，半透明。质地柔润，味甜。

商品以片大、肥厚、油润、棕黄色、味甜者为佳品。

● 储存方法

放在通风干燥处储存，防潮、防虫蛀。

》食疗方

1. 龙眼粥： 龙眼 20 克，大米 100 克。

将龙眼洗净，大米淘净，一起放入锅内，加入适量清水，煮沸后，改用文火煮至大米熟烂，即可食用。

有健脾养心、补血安神的作用。适用于阳痿早泄，失眠健忘，食少便溏，疲乏无力，下肢浮肿等症。

2. 龙莲鸡蛋汤： 龙眼 15 克，莲子 50 克，鸡蛋 2 个。

将龙眼、莲子洗净，莲子去芯，事先浸泡至软。鸡蛋蒸熟，剥去蛋皮，用清水冲洗干净。将龙眼、莲子和鸡蛋一起放入锅内，加入适量清水，煮沸后，改用文火煮1小时，加入精盐，即可食用。

🌿 有宁心安神、养血润肤的作用。

3. 龙眼炒肉丝： 龙眼 25 克，猪肉 250 克。

先将龙眼洗净，剥去内核。再将猪肉切成细丝，拌上淀粉，在炒勺内煸炒，同时加入龙眼和调料（葱段、精盐、鸡精、酱油），炒熟即可食用。

4. 龙眼核桃蒸鱼头： 龙眼 30 克，

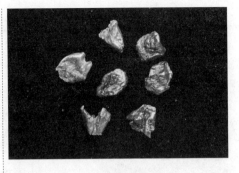

核桃 20 克，鲢鱼鱼头 1 个。

将龙眼、核桃洗净。鲢鱼头洗净，把龙眼、核桃、鱼头放入盘中，按照清蒸鱼的方法将鱼头蒸熟，即可食用。

5. 龙眼酒： 龙眼 30 克，白酒（50 度）500 克。

将龙眼洗净，放入白酒瓶中，密封 15 天，即可饮用。

榧子

别名： 榧实、玉山果、彼子、赤果、香榧、玉榧。

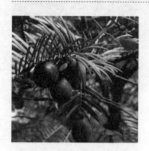

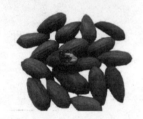

榧子为红豆杉科植物榧的干燥成熟种子。秋季种子成熟时采收，除去肉质假种皮，洗净，晒干。

■ 本草纲目摘录

[性味] 甘、涩，平，无毒。

[主治] 常食，治五痔，去三虫蛊毒，鬼疰恶毒。食之，疗寸白虫。消谷，助筋骨，行营卫，明目轻身，令人能食。多食一二升，亦不发病。

■ 现代论述

[性味] 甘，平。

[功效与主治] 有杀虫消积、润肠通便的功效。适用于钩虫、蛔虫、绦虫病，虫积腹痛，大便秘结等。

● 药材选购

药材呈卵圆形，长 2～4 厘米。表面灰黄色或淡黄棕色，有纵皱纹，一端钝圆，有一椭圆形的种脐，色较淡。种仁卵圆形，皱而坚实，表面有灰棕色皱缩的薄膜，仁黄白色，有油性。

商品以个大、壳薄、种仁黄白色、不泛油、不破碎者为佳品。

● 储存方法

放在阴凉干燥处储存，防潮、防泛油、防虫蛀。

● 饮食宜忌

榧子食用过多则滑肠，故不宜多食，肠滑便

溏者不宜食。

》食疗方

1. 榧子粥：榧子50克，大米100克。

将榧子洗净，去皮取仁，大米淘净，一起放入锅内，加入适量清水，煮沸后，改用文火煮至大米熟烂，即可食用。此粥味道甜美，入口绵软。

有健脾益气、养胃补虚的作用。适用于脾胃虚弱，久病气虚，体倦肢软，食欲不佳等症。

2. 榧子焖鸡胸脯：榧子15克，鸡胸脯肉300克，冬笋100克，香菇50克。

将榧子剥去外皮，扣去黑皮，洗净。冬笋洗净，切成小块。鸡胸脯肉洗净，切成小块，裹上湿淀粉，放入锅内，把植物油烧至七成热，待鸡胸脯肉炸至金黄色捞出，再把冬笋略炸一下捞出。然后把炒勺放在旺火上，放入猪油和调料（葱段、姜丝、料酒、精盐、酱油、白糖），煸炒出香味，加入适量鸡汤、味精，烧开后把鸡块、榧子、冬笋和香菇放入锅内，改用文火煮至鸡肉熟烂，再用淀粉勾芡，即可食用。

大便稀溏者不宜多食，有痰热体质者慎食。

3. 榧子炒鸡蛋：榧子3克，鸡蛋1个。

先将榧子洗净、晾干，研成细粉，鸡蛋打碎。再把榧子粉调入鸡蛋，拌匀，稍加适量精盐，放入锅内，待鸡蛋煎熟，即可食用。每日1次，每次1个鸡蛋。

有止痛驱蛔的作用。适用于小儿蛔虫症。

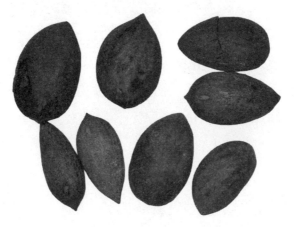

无花果

别名： 天生子、文仙果、奶浆果、蜜果。

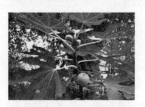

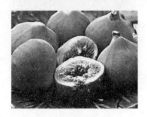

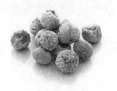

无花果为桑科植物无花果的果实。夏、秋采，晒干用或鲜用。

■ **本草纲目摘录**

[**性味**] 甘，平，无毒。

[**主治**] 开胃，止泻痢。治五痔，咽喉痛。

■ **现代论述**

[**性味**] 甘，平。

[**功效与主治**] 有补脾益胃、润肺利咽、润肠通便的功效。适用于脾胃虚弱，消化不良，或产后缺乳，咽喉疼痛，咳嗽，肠燥便秘，痔疮出血，脱肛等症。

● **药材选购**

药材呈倒圆锥形或类球形。表面淡黄棕色至暗棕色、青黑色，有波状弯曲的纵棱线；顶端稍平截；中央有圆形突起；基部较狭窄，带有果柄及残存的苞片。质坚硬。

商品以干燥、青黑色、无霉蛀者为佳品。

● **储存方法**

放在阴凉干燥处贮藏，防霉变、防虫蛀。

》食疗方

1. **无花果饮：** 无花果 10 克，白糖适量。

将无花果切碎，炒至半焦，加入适量白糖，再用沸水冲泡，即可饮用。

适用于脾胃虚弱，消化不良，饮食减少，便溏腹泻等症。

2. **无花果蒸梨：** 无花果 4 个，白梨 1 个，冰糖适量。

将白梨去皮、心，洗净，切成小块，无花果洗净，一起放入碗内，加入适量冰糖和清水，放在锅内蒸，烧开后，改用文火蒸至白梨块熟透，即可食用。

🍃有滋阴养颜的功效。

3. 无花果玉米粥：无花果 20 克，百合 10 克，玉米 100 克。

将无花果、百合、玉米洗净，一起放入锅内，加入适量清水，煮沸后，改用文火煮至玉米熟透，即可饮用。

🍃有润肺止咳、清凉退热的功效。适用于生活不规律的年轻人饮用。

花椒

别名： 秦椒、大椒、红椒、蜀椒。

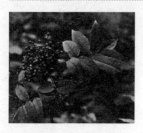

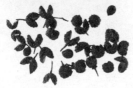

花椒为芸香科植物青椒（香椒、青花椒、山椒、狗椒）或花椒（蜀椒、川椒、红椒、红花椒、大红袍）的干燥成熟果实。秋季采收成熟果实，去除杂质，晒干。

■ **本草纲目摘录**

[性味] 辛，温，有毒。

[主治] 除风邪气，温中，去寒痹，坚齿发，明目。久服，轻身好颜色，耐老增年通神。疗喉痹吐逆疝瘕，去老血，产后余疾腹痛，出汗，利五脏。

■ **现代论述**

[性味] 辛，温。

[功效与主治] 有温中止痛、杀虫止痒的功效。适用于脘腹冷痛，呕吐泄泻，虫积腹痛，蛔虫症等。

● **药材选购**

药材为蓇葖果，单个散在，直径 4 ~ 5 毫米。外表面紫红色，上面有多数疣状突起的油点；内表面淡黄色。有浓郁香气，特别是麻辣味极浓。

商品以果皮鲜艳、有光泽、皮薄、有明显的麻辣味、籽粒均匀者为佳品。

● **储存方法**

放在阴凉干燥处储存，防潮、防热。

》**食疗方**

1. 花椒粥：花椒 15 克，大米 100 克。

将花椒洗净，放入锅内，加入适量清水，煮 10 分钟后捞出。将大米淘净，再放入锅内，加入适量清水，煮沸后，改用文火煮至大米熟烂，即可食用。

有温通、散寒、止痛的作用。适用于龋齿疼痛，怕冷恶风，牙痛等症。

2. 花椒鸡丁：花椒 10 克，鸡腿 400 克，青椒 1 个，红辣椒 1 个。

将鸡腿去掉腿骨，把鸡腿肉切成小块，用料酒、酱油、精盐腌制 20 分钟。将青椒、红辣椒洗净，去掉辣筋和辣椒籽，切成小块，备用。先将鸡腿肉放入锅内，煸炒至半熟，加入调料（葱段、姜丝、料酒、精盐）和适量清水，再放入花椒，炖至鸡腿肉熟烂，即可食用。

3. 花椒酒：花椒 20 粒，侧柏叶 10 克，白酒（45 度）500 克。

将花椒、侧柏叶洗净、捣碎，放入白酒酒瓶内，密封 15 天，即可饮用。每次空腹温饮 10 ~ 20 毫升。

有辛温疏表、解热止痛的作用。适用于四时瘟疫，感冒发热、头痛。更适于在呼吸道及消化道传染病流行季节饮用。

4. 花椒梨：花椒 20 粒，梨 1 个，冰糖 20 克。

将花椒、梨洗净，沿梨把下切开，做梨盖，再把梨核挖出成空心，然后把花椒和冰糖放入梨内，盖上梨盖，放入碗中，隔水蒸 30 分钟，即可食用。

适用于风寒咳嗽。

5. 花椒红糖饮：花椒 12 克，红糖 30 克。

将花椒洗净，放入锅内，加入适量清水，浸泡 1 小时，再煎煮 30 分钟，即可饮用。

有散寒下气的作用。适用于产妇回乳，每日 1 次趁热饮用，约 1 ~ 3 天可回乳。

吴茱萸

别名：吴萸、茶辣、辣子、臭辣子、吴椒、臭泡子。

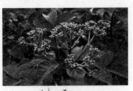

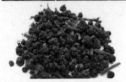

吴茱萸为芸香科植物吴茱萸、石虎或疏毛吴茱萸的干燥近成熟果实。8～11月果实尚未开裂时，剪下果枝，晒干，除去枝、叶、果梗等杂质。

■ 本草纲目摘录

[性味] 辛，温，有小毒。

[主治] 温中下气，止痛，除湿血痹，逐风邪，开腠理，咳逆寒热。利五脏，去痰冷逆气，饮食不消，心腹诸冷绞痛，中恶心腹痛。霍乱转筋，胃冷吐泻腹痛，产后心痛，治遍身痹痛刺痛，腰脚软弱，利大肠壅气，肠风痔疾，杀三虫。主痢，止泻，厚肠胃，肥健人。

■ 现代论述

[性味] 辛、苦，热，有小毒。

[功效与主治] 有散寒止痛、降逆止呕、助阳止泻的作用。适用于厥阴头痛，寒疝腹痛，寒湿脚气，经行腹痛，脘腹胀痛，呕吐吞酸，五更泄泻，外治口疮，高血压等。

● 药材选购

药材呈球形或略呈五角状扁球形。表面暗黄绿色至褐色，粗糙，有多数点状突起或凹下的油点。顶端有五角星状裂隙，基部残留被有黄色茸毛的果梗。质硬而脆，横切面可见子房5室，每室有淡黄色种子1粒。

商品以饱满、绿色、香气浓郁者为佳品。

● 储存方法

放在通风干燥处储存，防霉变、防潮。

》食疗方

吴茱萸粥：吴茱萸5克，大米100克。

将吴茱萸洗净、切碎，备用。大米洗净，放入锅内，加入适量清水，待大米煮至半熟时，将吴茱萸粉和适量姜丝放入锅内，煮至大米熟烂，再加入适量红糖，即可食用。

有健脾暖胃、止呕的功效。适用于恶心呕吐，肠鸣泄泻等症。孕妇禁止食用。

莲子

别名：芙蕖子（古名）、莲蓬子、莲实、莲米。

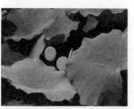

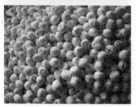

莲子为睡莲科植物莲的干燥成熟种子。除去莲心者称莲肉。秋季果实成熟时采割莲房，取出果实，除去果皮，干燥。

■ **本草纲目摘录**

[**性味**] 苦，寒，无毒。

[**主治**] 血渴，产后渴，生研末，米饮服二钱，立愈。止霍乱。清心去热。

■ **现代论述**

[**性味**] 甘、涩，平。

[**功效与主治**] 有养心安神、益肾涩精、健脾止泻的功效。适用于心悸失眠，遗精，带下，脾虚久泻等症。

● **药材选购**

药材呈类球形，长 1～2 厘米。表面浅黄棕色至红棕色（如为白色则是经过漂白的）。质地坚硬。子叶两瓣，里面为黄白色，肥厚，空隙中常常有绿色胚芽，习称"莲心"（商品常常将胚芽去掉，称为"去芯莲子"），子叶稍有甜味，但莲心极苦。

商品以粒大、饱满、种皮紫红色或灰黄色、大小均匀者为佳品。

● **储存方法**

放在通风干燥处储存，防虫蛀、防鼠咬。

》食疗方

1.莲子怀山药粥：莲子 40 克，山药 20 克，鸡内金 10 克，大米 100 克。将莲子、山药洗净，莲子去芯，事先泡好。将大米淘净，和莲子、山药、鸡内金一起放入锅内，加入适量清水，煮至大米熟烂，即可食用。食用时可加少量白糖。

🌿有健脾胃、止泄泻、增食欲的作用。适用于脾虚泄泻，食欲不振等症。

2.**莲子红枣桂圆羹**：莲子30克，大枣20克，桂圆20克。

将莲子洗净、去芯，大枣、桂圆洗净，大米淘净，一同放入锅内，加入适量清水，烧沸后，改用文火煮至莲子熟烂，加入适量冰糖，即可食用。

🌿有健脾补血、养心安神的作用。适用于神疲乏力，心悸怔忡，头晕失眠等。还可作为妇女日常的保健食品。

3.**莲子苡芡炖猪肚**：莲子15克，薏苡仁15克，芡实15克，猪肚200克。

将莲子、薏苡仁、桂圆洗净，并事先泡软，猪肚洗净，切成细条，一同放入碗内，加入适量清水，隔水炖之。一般要炖1小时，待莲子熟透、猪肚熟烂，加入精盐、鸡精，即可食用。

🌿有补益脾胃、固精养肾的作用。适用于虚损体伤、脾胃虚弱者。孕妇慎用。

4.**莲子枸杞羹**：莲子50克，枸杞30克。

将莲子浸泡、去芯，枸杞洗净，一起放入锅内，加入适量清水，煮沸后，改用文火煮至莲子熟烂，加入适量白糖，即可食用。

🌿有补肝肾、养心血、明目安神的作用。适用于头晕眼花，食欲不佳，阳痿遗精，妇女白带，贫血等。

5.**莲子酒**：莲子100克，白酒（50度）1000克。

将莲子洗净、去芯，放入瓶中，倒入白酒，密封15天，即可饮用。

🌿有养心安神、健脾止泻、益肾固精的作用。适用于心悸，失眠，脾虚泄泻，肾虚遗精，腰困痛，带下病等。

莲花

别名： 芙蓉、荷花、菡萏。

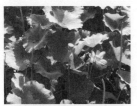

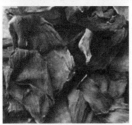

莲花为睡莲科植物莲的干燥花蕾。6～7月间采收含苞未放的花蕾，阴干。

■ **本草纲目摘录**

[**性味**] 苦、甘，温，无毒。

[**主治**] 镇心益色。驻颜轻身。

■ **现代论述**

[**性味**] 苦、甘，温。

[**功效与主治**] 有活血止血、祛湿消风的功效。适用于跌损呕血，月经不调，血崩等症。

● **药材选购**

药材呈圆锥形。表面灰棕色。花瓣多层，螺旋状排列；散落的花瓣呈卵圆形或椭圆形，略皱缩；质光滑柔软。去掉花瓣，中心为幼小莲蓬，顶端圆而平坦。

商品以未开放、瓣整齐、洁净、气清香者为佳品。

● **储存方法**

放在阴凉干燥处贮藏，防潮、防虫蛀。

》食疗方

1. **莲花粥**：莲花6朵，糯米150克，冰糖10克。

将糯米洗净，放入锅内，加入适量清水，煮沸后，改用文火煮至糯米熟烂，加入莲花和冰糖，再煮5分钟，即可食用。

🌿有清热利湿的作用。用于治疗湿热性疾病。

2. **莲藕美容粉**：莲花10克，莲藕10克，莲子10克。

将以上3味中药阴干，分别研成细末，再混合均匀，放入玻璃瓶内，用纸糊好，即可食用。每天早、晚空腹服1克，温开水送服。

🌿有驻颜轻身的作用。

荷叶

别名：蕸（古名）、藕叶、鲜荷叶、荷钱。

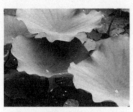

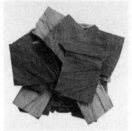

荷叶为睡莲科植物莲的干燥叶。夏、秋二季采收，晒至七、八成干时，除去叶柄，折成半圆形或折扇形，干燥。

本草纲目摘录

[性味]苦，平，无毒。

[主治]止渴，落胞破血，治产后口干，心肺躁烦。治血胀腹痛，产后胎衣不下，酒煮服之。生发元气，裨助脾胃，涩精滑，散瘀血，消水肿痈肿，发痘疮。治吐血咯血衄血，下血溺血血淋，崩中，产后恶血，损伤败血。

现代论述

[性味]苦，平。

[功效与主治]有清热解毒、升阳止泻、凉血止血的功效。适用于暑热烦渴，暑湿泄泻，血热吐衄，便血，尿血等症。

药材选购

药材呈半圆形或扇形。上表面深绿色；下表面灰绿色，平滑，中间有一个叶柄残基。质地脆，很容易破碎。微有清香气。

商品以叶大、色绿、完整者为佳品。家庭可以采摘新鲜荷叶食用。

储存方法

放在阴凉干燥处储存，防潮、防压碎。

》食疗方

1. 荷叶茶：鲜荷叶半张。

将鲜荷叶洗净、切丝，放入锅内，加入适量清水，煮10分钟后捞出，加入适量绵白糖，即可饮用。

夏季饮用有清凉解暑的作用。适用于高血压、动脉硬化患者。

2.**荷叶莲子枸杞粥**：荷叶50克，枸杞20克，大米100克。

将莲子泡好，去掉内芯。将枸杞、荷叶洗净（如用鲜荷叶更好，但要浸泡20分钟，应洗净泥土），与莲子一起放入锅内，加入适量清水，煮20分钟，将荷叶捞出。再将大米淘净，放入锅内，加入适量清水，煮至大米熟烂，放入冰糖，即可食用。

🌿 有解暑清热的作用。

3.**荷叶米粉肉**：荷叶8张，猪肉500克，米粉100克，甜面酱30克。

将荷叶洗净，切成细条。猪肉切成滚刀块，用调料（酱油、蒜末、姜丝、白糖、料酒）腌40分钟，加入米粉、鲜汤拌匀，用荷叶包好，细线捆扎，放入碗内，上笼蒸蒸1小时，待猪肉熟烂，即可食用。

🌿 有清热散郁、消暑利湿的作用。适用于老年体肥者夏季食用。

4.**荷叶山楂茶**：鲜荷叶5克，山楂5克。

将荷叶洗净，切成细丝，山楂洗净、切片（可用山楂片），一起放入杯中，用沸水冲泡10分钟，即可饮用。

🌿 有化食导滞、降脂减肥的作用。

芡实

别名：鸡头米、芡实米、刺莲蓬、水中丹。

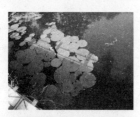

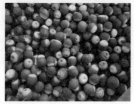

芡实为睡莲科植物芡的干燥成熟种仁。秋末割取成熟果实，除去果皮，取出种子，洗净，把外种皮剥除，晒干。

■ **本草纲目摘录**

[**性味**] 甘、涩，平，无毒。

[**主治**] 湿痹，腰脊膝痛，补中，除暴疾，益精气，强志，令耳目聪明。久服，轻身不饥，耐老神仙。开胃助气。止渴益肾，治小便不禁，遗精白浊带下。

■ **现代论述**

[**性味**] 甘、涩，平。

[**功效与主治**] 有益肾固精、补脾止泻、祛湿止带的功效。适用于梦遗滑精，遗尿，尿频，脾虚久泻等症。

● **药材选购**

药材呈类球形，直径 5～8 毫米。表面红棕色，一端黄白色，除去内种皮显白色。质地坚硬，横断面白色，粉性。

商品以籽粒饱满、大小均匀、粉性足者为佳品。

● **储存方法**

放在通风干燥处储存，防霉变、防潮、防虫蛀、防鼠咬。

》食疗方

1.芡实山药粥：芡实 50 克，山药 50 克，大米 100 克。

将芡实和山药洗净、切片，大米淘净，一起放入锅内，加入适量清水，烧沸后，改用文火煮至大米烂熟，加入少量猪油和精盐调味，即可食用。

有补益脾胃、养心安神的作用。适用于失眠多梦，记忆力减退，注意力不集中等。

2.芡实核桃粥： 芡实30克，核桃30克，大米100克。

将芡实、核桃洗净，大米淘净，一起放入锅内，加入适量清水，煮沸后，改用文火煮至大米熟烂，即可食用。

有补脾肾、填精益智的作用。适用于脾肾两虚之健忘、智力减退者。

3.芡实花生大枣饮： 芡实50克，花生40克，大枣10枚。

将芡实、花生和大枣洗净，一起放入锅内，加入适量清水，煮至花生熟透，即可饮用。

有补脾肾、益气养血的作用。适用于脾胃虚弱、产妇、贫血及体虚者。

4.芡实白果猪肚汤： 芡实150克，白果50克，陈皮5克，猪肚300克。

将芡实、陈皮洗净，白果剥去外皮，取白果肉，猪肚洗净，用盐搓洗，一起放入锅内，加入适量清水和精盐，煮沸后，改用文火煮至猪肚熟烂，即可食用。

有健脾补肾、收敛止泻的作用。健康人常饮，能防止肾脏疼痛。

5.芡实山药炖鱼肚： 芡实20克，山药15克，鱼肚20克。

将芡实、山药洗净，浸泡30分钟，鱼肚用开水浸泡20分钟后洗净、切片，一起放入盘中，加入调料（葱段、姜丝、料酒、精盐）和适量清水，放入锅内，蒸1小时，即可食用。

有补肾涩精、健脾益气的作用。适用于肾病日久，肾虚不固，遗精，遗尿，头晕耳鸣，腰酸疲乏，或老人视物不清，夜尿频多等症。

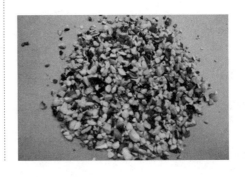

第六章　木部（19种）

柏子仁

别名：侧柏仁、柏仁、柏子、柏实。

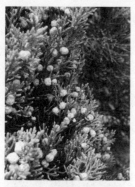

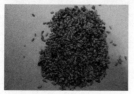

柏子仁为柏科植物侧柏的干燥成熟种仁。秋、冬二季种子成熟时采收，晒干。

■ 本草纲目摘录

[**性味**] 甘，平，无毒。

[**主治**] 惊悸，益气，除风湿，安五脏。久服，令人润泽美色，耳目聪明，不饥不老，轻身延年。疗恍惚，虚损吸吸，历节腰中重痛，益血止汗。治头风，腰肾中冷，膀胱冷脓宿水，兴阳道，益寿，去百邪鬼魅，小儿惊痫。养心气，润肾燥，安魂定魄，益智宁神。

■ 现代论述

[**性味**] 甘，平。

[**功效与主治**] 有养心安神、润肠通便的功效。适用于虚烦不眠，心悸怔忡，肠燥便秘等症。

● 药材选购

药材呈长卵圆形或长椭圆形，长4～7毫米。表面淡黄色或黄白色，久置颜色变深呈黄棕色，显油性。横断面乳白色至黄白色，胚乳发达，富油性。气微香，有油腻感。

商品以籽粒饱满、黄白色、油性大而不泛油、无皮壳杂质者为佳品。

● 储存方法

放在阴凉干燥处储存，防虫蛀、防热、防

霉变、防泛油变色。

》食疗方

1. 柏子仁粥：柏子仁 15 克，大米 100 克，蜂蜜 50 克。

将柏子仁洗净，去掉皮壳，捣烂，大米淘净，一起放入锅内，加入适量清水，煮沸后，改用文火煮至大米熟烂，加入蜂蜜，即可食用。

🍃 有润肠通便、养心安神的作用。适用于便秘，失眠，心悸，健忘等症。阴寒凝结之便秘者不宜服用。

2. 柏子茶：柏子仁 15 克。

将柏子仁洗净，放入杯中，用沸水冲泡，即可饮用。

🍃 适用于心悸，失眠，多梦，健忘及血亏肠燥，大便不畅等。

3. 百合柏子仁饮：柏子仁 10 克，百合 30 克。

将柏子仁、百合泡软、洗净（也可用鲜百合 50 克），一起放入锅内，加入适量清水，煮沸后，改用文火煮 30 分钟，加入适量蜂蜜，即可饮用。

🍃 有清心安神、滋养镇静的作用。

4. 柏子仁炖猪心：柏子仁 15 克，莲子 30 克，大枣 10 枚，猪心 1 个。

将柏子仁、大枣洗净，莲子洗净、泡软、去芯，猪心洗去淤血，切成两半，一起放入碗内，加入 2 片生姜和适量精盐，再加入适量清水，隔水文火炖约 1 小时，即可食用。

🍃 有养心安神、补养脾胃、润肠通便的作用。适用于失眠多梦，心悸不宁或便秘等症。

5. 柏子仁红糖饮：柏子仁 30 克，红糖 30 克。

将柏子仁洗净，放入锅内，加入适量清水，煮沸后，改用文火煮 30 分钟，捞出柏子仁，加入红糖，即可饮用。每日 2 次，每次 150 毫升。

🍃 有养心安神的作用。尤对带状疱疹患者疱溃时效果最好。

6. 柏子仁香蕉：柏子仁 15 克，香蕉 200 克，蜂蜜 10 克。

🍃 将柏子仁洗净，碾成细粉，香蕉去皮，切成小块，和蜂蜜一起放入碗中，搅拌均匀，即可食用。每日 1 次。

🍃 适用于习惯性便秘患者。

肉桂

别名：牡桂、玉桂、丹桂、桂皮。

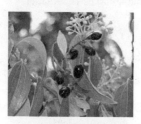

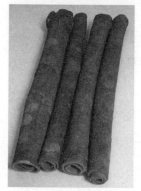

肉桂为樟科植物肉桂的干燥树皮。8～10月间，选择适于剥皮的肉桂，根据一定宽度割取树皮，阴干。

■ **本草纲目摘录**

[性味] 辛，温，无毒。

[主治] 上气咳逆结气，利关节，补中益气。久服通神，轻身不老。心痛胁痛胁风，温筋通脉，止烦出汗。去冷风疼痛。去伤风头痛，开腠理，解表发汗，去皮肤风湿。

■ **现代论述**

[性味] 辛、甘，大热。

[功效与主治] 有引火助阳、散寒止痛、活血通经的功效。适用于阳痿，宫冷，腰膝冷痛，肾虚作喘，经闭，痛经等。

● **药材选购**

药材呈槽状或卷筒状。外表面灰棕色，稍粗糙，有不规则的细皱纹及横向突起的皮孔，有的可见灰白色的斑纹；内表面红棕色，略平坦，有细纵纹，划之显油痕。质硬而脆，易折断，断面不平坦，外层棕色而较粗糙，内层红棕色而油润。

商品以整齐、外形美观、肉厚、横断面紫色、油性足、香气浓郁、辛甜味强者为佳品。

● **储存方法**

放在阴凉通风处密闭储存，防止压碎和香气失散。

》食疗方

1. **肉桂鸡肝**：肉桂 10 克，鸡肝 250 克。

将肉桂洗净，掰成碎块，鸡肝洗净，一起放入锅内，加入适量清水和调料（葱段、姜丝、料酒、精盐、味精），烧沸后，改用文火煮至鸡肝熟烂，即可食用。鸡肝较嫩，切不可长时间煮，以免鸡肝过老。

🌿 有温补肾、暖脾胃的作用。健康人食用有强健身体、增强免疫力的作用。

2. 肉桂羊肉汤：肉桂 10 克，羊肉 500 克。

将肉桂洗净，羊肉洗净并切成小块，一起放入锅内，加入适量清水，煮沸后，去掉淤血浮沫，加入调料（葱段、姜丝、料酒、精盐），改用文火煮至羊肉熟烂，加入洗好的香菜末，即可食用。

🌿 有健脾温肾的作用。

3. 肉桂粥：肉桂 2 克，茯苓 2 克，大米 100 克。

将肉桂、茯苓洗净，一起放入锅内，加入适量清水，煮 30 分钟，捞出肉桂和茯苓，放入大米，再加适量清水，煮沸后，改用文火煮至大米熟烂，即可食用。

🌿 有温阳化饮的作用。适用于咳逆、饮食不下者食用。

4. 肉桂酒：肉桂 20 克，黄酒 250 克。

将肉桂研末，放入温热的黄酒中，1 ~ 2 天后即可饮用。

🌿 有温阳祛寒的作用。适用于外感风寒，身体感寒疼痛等症。风热感冒者忌服。

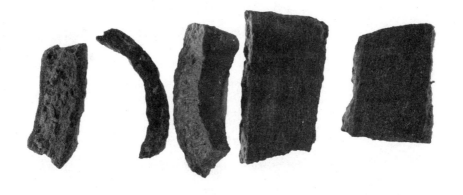

辛夷

别名：木笔花、望春花、春花、木兰、紫玉兰、白玉兰、二月花、广玉兰。

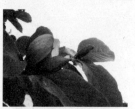

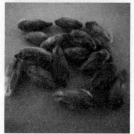

辛夷为木兰科植物望春花、玉兰或武当玉兰的干燥花蕾。冬末春初花未开放时采收，除去枝梗，阴干。

■ **本草纲目摘录**

[性味]辛，温，无毒。

[主治]五脏身体寒热，风头脑痛面黚。久服下气，轻身明目，增年耐老。温中解肌，利九窍，通鼻塞涕出，治面肿引齿痛，眩冒身兀兀如在车船之上者，生须发，去白虫。入面脂，生光泽。

■ **现代论述**

[性味]辛，温。

[功效与主治]有散风寒、通鼻窍的功效。适用于风寒头痛，鼻塞，鼻渊，鼻流浊涕等症。

● **药材选购**

望春花呈长卵形，似毛笔头。苞片 2～3 层，每层 2 片，两层苞片间有小鳞芽，苞片外表面密被灰白色或灰绿色茸毛，内表面类棕色，无毛。花被 9 片，类棕色，外轮花被 3 片，条形，内两轮花被 6 片，每轮 3 片，轮状排列。雄蕊和雌蕊多数，螺旋状排列。体轻，质脆。

商品以花蕾大、没有开放、黄绿色、气味芳香、没有枝梗等杂质者为佳品。

● **储存方法**

放在阴凉干燥处贮藏，防霉变、防虫蛀。

》食疗方

1. **辛夷粥：**辛夷 10 克，大米 100 克。

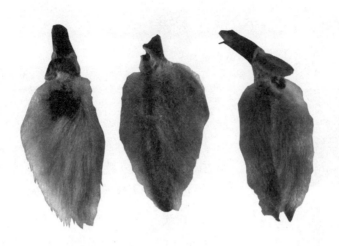

将辛夷洗净，放入锅中，加入适量清水，浸泡 5 ～ 10 分钟，再煮沸 5 分钟，捞出辛夷，再放入大米，煮至粥熟烂，即可食用。

🌿有散风寒、通鼻窍的功效。适用于外感风寒的头痛，鼻塞，香臭不闻，浊涕长流等。

2. 辛夷煮鸡蛋：辛夷 10 克，鸡蛋 1 个。

将辛夷洗净，放入锅内，加入适量清水，把鸡蛋放入，待鸡蛋煮熟后捞出，即可吃鸡蛋、喝蛋汤。每日 1 次，连服 1 周。

🌿适用于鼻塞，流涕等症。

3. 辛夷豆腐汤：辛夷 15 克，豆腐 250 克。

将辛夷洗净，放入锅内，加入适量清水。再将豆腐切块，放入锅内，煮沸 10 分钟，即可喝汤、吃豆腐，每日 1 次。

🌿用于鼻塞、头胀痛、流涕者。

丁香

别名： 丁子香、公丁香、鸡舌香。

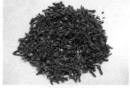

丁香为桃金娘科植物丁香的干燥花蕾。当花蕾由绿色转红时采摘，晒干。

读者注意，这里说的药材丁香和我们日常见到的丁香花是完全不同的植物，丁香花是木犀科植物紫丁香花，不作为药用。

■ 本草纲目摘录

[性味] 辛，微温，无毒。

[主治] 风水毒肿，霍乱心痛，去恶气。吹鼻，杀脑疳。入诸香中，令人身香。

■ 现代论述

[性味] 辛，温。

[功效与主治] 有温中降逆、补肾壮阳的功效。适用于脾胃虚寒，呃逆呕吐，食少吐泻，心腹冷痛，肾虚阳痿等。

● 药材选购

药材呈棒状，长 1 ~ 2 厘米。花冠圆球形，花瓣 4 裂，棕色，下部为花萼，呈圆柱状，萼片 4 裂。质地坚硬，油性大。有浓烈的香气，味辛辣，有麻舌感。

商品以个大、粗壮、鲜紫棕色、质地较重、油性足、有浓烈香气者为佳品。

● 储存方法

放在阴凉干燥处储存，防潮、防泛油。

● 饮食宜忌

热病及阴虚内热者忌食。

》食疗方

1. 丁香梨： 丁香 15 粒，雪花梨 1 个。

将雪花梨洗净，削去顶部做盖子，掏去梨心，把洗净的丁香放入梨中，加梨盖，隔水在锅内蒸熟，取出丁香，即可食用。

有清热生津、温中降逆的作用。适用于反胃转食者。

2. **丁香姜糖**：丁香5克，生姜40克，红糖200克。

将丁香洗净、晾干，碾成细末，生姜切末（也可用生姜粉），备用。将红糖放入锅内，加入适量清水，用文火煎熬至黏稠状时，加入丁香粉和生姜末，搅拌均匀，再用文火熬至红糖成丝状后停火，将糖倒在涂过食用油的搪瓷盘中，待冷却凝固后，切成细条，即可食用。

有温中散寒的作用。冬季经常食用有预防冻疮的作用，在南方阴雨天气最适合食用。

3. **丁香鸭**：丁香5克，豆蔻5克，鸭1只（1000克）。

将丁香、豆蔻洗净，放入锅内，加入适量清水，煮30分钟，捞出丁香和豆蔻，作为煮鸭的汤水。将鸭去掉内脏，洗净，放入锅内，加入调料（肉桂、料酒、葱段、姜丝、白糖、酱油），煮沸后，改用文火煮至鸭肉熟烂，即可食用，其肉质软嫩，鲜香可口。

适用于脾胃虚弱，咳嗽，水肿等症。

4. **丁香酒**：丁香3粒，黄酒100克。

将丁香洗净，放入黄酒中，再将黄酒放入瓷碗中，隔水蒸15分钟，趁热饮用。

有温中止痛、和胃降逆的作用。可用于寒湿内困引起的腹痛。

5. **丁香粥**：丁香5克，大米100克。

将丁香洗净，加入适量清水，煮20分钟，捞出丁香。将大米淘净，放入锅内，煮沸后，改用文火煮至大米熟烂，加入适量红糖，即可食用。

有温中降逆，温肾助阳的作用。适用于胃寒呕吐，呃逆食少，腹痛腹泻，阳痿阴冷，寒湿带下等。性功能亢进者不宜食用。

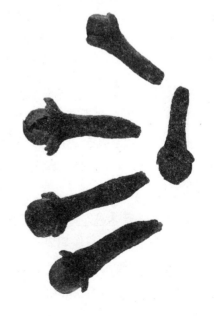

芦荟

别名： 奴会、卢会。

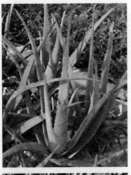

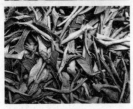

芦荟为百合科植物斑纹芦荟或库拉索芦荟的叶。全年均可采，鲜用或晒干。

■ 本草纲目摘录

[性味] 苦，寒，无毒。

[主治] 热风烦闷，胸膈间热气，明目镇心，小儿癫痫惊风，疗五疳，杀三虫及痔病疮痿，解巴豆毒。

■ 现代论述

[性味] 苦，寒。

[功效与主治] 有解毒、化瘀、杀虫的功效。适用于目赤，便秘，尿血，小儿惊痫，烧、烫伤，妇女闭经，痔疮，疥疮，痈疖肿毒，跌打损伤等。

● 药材选购

药材为叶，肥厚，呈狭披针形，长 10 ～ 20 厘米，宽 1.5 ～ 2.5 厘米，厚 5 ～ 8 毫米，先端渐尖，边缘有刺状小齿，基部阔而包茎。

● 储存方法

放在阴凉干燥处储存，防潮、防霉变。

》食疗方

1. **芦荟拌火腿银耳：** 芦荟 300 克，火腿 50 克，水发银耳 80 克。

将芦荟、火腿切片，银耳洗净、水发后，一起放入锅内，用沸水焯过，捞出放凉，沥尽多余水分，放入盘中，加入调料（精盐、味精、白糖、醋、香油），即可食用。

2. **芦荟香菇豆腐：** 芦荟 300 克，香菇 50 克，豆腐 80 克。

将芦荟、香菇、豆腐切成丁，一起放入锅内，加入适量清水，用沸水焯过，捞出沥干，放入调料（盐、味精、花椒水）拌匀，浇上香油，即可食用。其颜色碧绿，口感清香，酸甜适口。

杜仲叶

别名： 丝棉树、胶树。

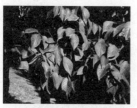

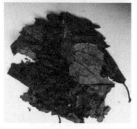

杜仲叶为杜仲科植物杜仲的干燥叶。夏、秋二季枝叶茂盛时采收，晒干或低温烘干。

■ **本草纲目摘录**

[性味] 微辛，温。

[主治] 腰膝痛，补中益精气，坚筋骨，强志。

■ **现代论述**

[性味] 微辛，温。

[功效与主治] 有补肝肾、降血压的功效。用于治疗腰背疼痛，高血压。

● **药材选购**

药材为椭圆形或卵形，表面黄绿色或黄褐色，微有光泽。基部圆形或广楔形，边缘有锯齿，具短叶柄。质脆，搓之易碎，折断面有少量银白色橡胶丝。

商品以身干、叶片大、绿色叶面没有花斑、无杂质者为佳品。

● **储存方法**

放在干燥处贮藏，防虫蛀。

》食疗方

杜仲叶茶： 杜仲叶10克。

将杜仲叶洗净，放入茶杯中，用500毫升开水冲泡，加盖闷5分钟，即可饮用。

有镇痛、降血压和抗衰老的作用。

香椿叶

别名： 椿、香椿芽、椿木叶、春尖叶。

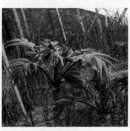

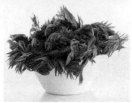

香椿叶为楝科植物香椿的幼叶（幼芽）。春季采收，多鲜用。

■ **本草纲目摘录**

[性味] 苦，温，有小毒。

[主治] 煮水，洗疮疥风疸。白秃不生发，取椿、桃、楸叶心捣汁，频涂之。嫩芽瀹食，消风祛毒。

■ **现代论述**

[性味] 苦，平。

[功效与主治] 有消炎、解毒、杀虫的功效。适用于肠炎，痢疾，疔，疥疮，白秃等。

● **药材选购**

药材红色，基部肥大。小叶 8 ~ 10 对，叶片呈长圆形至披针状长圆形，先端尖；基部偏斜，呈圆或阔楔形；上面深绿色，无毛；下面色淡，叶脉或脉间有长束毛。

商品以绿色、叶多、没有破碎者为佳品。

● **储存方法**

放在阴凉干燥处贮藏，防虫蛀、防霉变。

》食疗方

1. 香椿炒鸡蛋： 香椿叶 250 克，鸡蛋 5 个。

将香椿叶洗净，用沸水稍焯，捞出并切碎。将鸡蛋打破，在碗内搅匀，在炒勺内将鸡蛋炒碎，再把香椿叶放入，炒熟，加入适量精盐，即可食用。

有滋阴润燥、泽肤健美的功效。适用于虚劳吐血，目赤，营养不良，白秃等。还可以作为家常饭食，增强人体防病能力。

2. 香椿炒竹笋： 香椿叶 250 克，鲜竹笋 100 克。

将香椿叶洗净，切成细末，并用精盐稍腌。将竹笋切块，放入锅内，烧热油，放入竹笋略加煸炒，再把香椿叶放入锅内，炒熟，加入适量精盐，即可食用。

🌿 有清热解毒、利湿化痰的功效。适用于肺热咳嗽，赤白痢疾，小便短赤、涩痛等症。

3.香椿叶拌豆腐：香椿叶50克，豆腐400克。

将香椿叶洗净，稍用沸水焯过，切成碎末，放入碗内，加入精盐、鸡精。再将豆腐放入锅内煮热，捞出并切成小块，放入碗内，滴上几滴香油，拌匀，即可食用。

🌿 有润肤明目、益气和中、生津润燥的功效。适用于心烦口渴，胃脘痞满，目赤，口舌生疮等症。

槐花 （槐米）

别名： 槐花、槐花米、槐树花、槐花蕊。

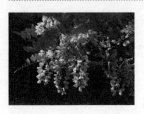

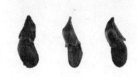

槐花为豆科植物槐的干燥花（干燥花蕾称为槐米）。夏季当槐树花盛开时采摘，把花枝剪下，将花蕾和花分开，除去小枝和花梗，分别晒干，即为槐花和槐米。

■ **本草纲目摘录**

[性味] 苦，平，无毒。

[主治] 五痔，心痛眼赤，杀腹脏虫，及皮肤风热，肠风泻血，赤白痢，并炒研服。炒香频嚼，治失音及喉痹，又疗吐血衄血，崩中漏下。

■ **现代论述**

[性味] 苦，微寒。

[功效与主治] 有清肝泻火、凉血止血的功效。适用于便血，痔血，尿血，衄血，风热目赤，头痛眩晕等症。

● **药材选购**

药材呈椭圆形，长 2～6 毫米，表面黄绿色，开放的花冠呈黄白色，体轻，无臭。

商品以身干、黄绿色、没有杂质者为佳品。

● **储存方法**

放在阴凉干燥处储存，防潮、防虫蛀。

》食疗方

1. **蒸槐花：** 槐花（槐米）250 克，白面 100 克。

将槐花洗净，拌入白面（也和用细玉米面），上蒸笼蒸熟，再把大蒜捣成蒜泥，浇上酱油，即可食用。河南当地人们有蒸食槐花的习俗，没到夏日槐花盛开时，按照上法蒸食。

有清凉败火的作用，也可增进食欲。

2. **槐菊茶：** 槐花（或槐米）3 克，菊花 3 克，绿茶 3 克。

将槐花、菊花、绿茶一起放入杯中，用沸水沏泡10～15分钟，即可饮用。

🌿有清热解毒、明目的作用。适用于高血压和结膜炎等。

3.降脂饮：槐花5克，山楂30克，荷叶15克，决明子10克。

将槐花、山楂切片，嫩荷叶洗净、切丝，与决明子一同放入锅内，加入适量清水，煮沸后，改用文火煮至山楂熟烂，捞出药材，即可饮用。饮用时最好加入适量白糖，以调节山楂的酸味。

🌿有延缓衰老、降低血脂、预防动脉硬化的作用，可作为老年人的日常饮料。

4.槐花粥：槐花10克，大米100克。

将槐花炒干，粉碎，待用。大米淘净，放入锅内，加入适量清水，煮沸后，加入槐花粉，搅拌均匀，改用文火煮至大米熟烂，加入适量红糖，即可食用。

🌿有清热去火、止血的作用。

5.槐花猪肚汤：槐花40克，猪肚500克，木耳20克。

将槐花（槐米亦可）洗净，木耳发透、洗净。猪肚用精盐浸泡20分钟，再用清水洗净（去掉多余白油），切成四方块，放入锅内，加入适量清水，煮沸后，放入槐花和木耳，煮至猪肚熟烂，加入调料（精盐、酱油、鸡精），即可食用。

🌿适用于营养不良，消化性溃疡，动脉硬化，痔疮等。

6.凉拌槐花：槐花500克。

将槐花洗净，在锅内焯透，捞出，控去水分，放在盘中，加入调料（小葱、精盐、味精、香油），即可食用。

🌿有清热去火的作用，也可作为痔疮患者的食疗品。

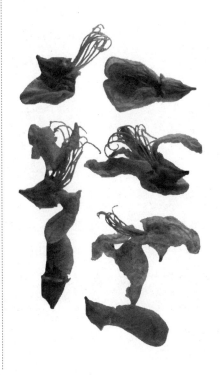

合欢花

别名： 合欢、夜合花。

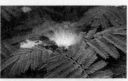

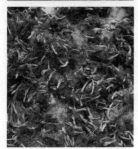

合欢花为豆科植物合欢的干燥花序。夏季花开放时择晴天采收，及时晒干。

■ 本草纲目摘录

[性味] 甘，平，无毒。

[主治] 安五脏，和心志，令人欢乐无忧。久服，轻身明目，得所欲。煎膏，消痈肿，续筋骨。

■ 现代论述

[性味] 甘，平。

[功效与主治] 有解郁安神的功效。适用于心神不安，忧郁失眠等症。

● 药材选购

药材为头状花序，皱缩成团。花细长而弯曲，淡黄棕色至淡黄褐色，具短梗。雄蕊多数，花丝细长，黄棕色至黄褐色，下部合生，上部分离，伸出花冠筒外。

商品以淡黄棕色、花梗短者为佳品。

● 储存方法

放在阴凉干燥处贮藏，防潮、防虫蛀。

» 食疗方

合欢花粥： 合欢花 30 克，大米 50 克，红糖适量。

将合欢花、大米洗净，一起放入锅内，加入适量清水，煮沸后，改用文火煮至粥熟烂，加入适量红糖，即可食用。

🌿 有安神解郁、活血、消痈肿的功效。适用于愤怒忧郁，虚烦不安，健忘失眠等症。

桑椹

别名：桑枣、桑果、桑实。

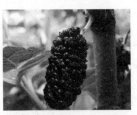

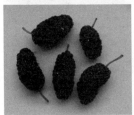

桑椹为桑科植物桑的干燥果穗。4～6月果实变红时采收，晒干，或略蒸后晒干。

■ **本草纲目摘录**

[性味] 甘，寒，无毒。

[主治] 单食，止消渴。利五脏关节，通血气，久服不饥，安魂镇神，令人聪明，变白不老。多收暴干为末。蜜丸日服。

■ **现代论述**

[性味] 甘、酸，寒。

[功效与主治] 有补血滋阴、生津润燥的功效。适用于眩晕耳鸣，心悸失眠，须发早白，内热消渴，血虚便秘，老人便秘等症。

● **药材选购**

药材为聚花果，由多数小瘦果聚合而成，呈长圆形，长1～2厘米。小瘦果质地柔润，富含糖分，味酸而甜。

● **储存方法**

放在通风干燥处储存，防霉变、防虫蛀。

● **饮食宜忌**

桑椹性偏寒，脾胃虚寒、大便稀溏者不宜食用。

》**食疗方**

1. 桑椹粥：桑椹30克，大米100克。

将鲜桑椹洗净（如错过新鲜桑椹时节，可以用干桑椹，用水浸泡20分钟，去柄，洗净，即可使用），大米淘净，一起放入锅内，加入适量清水，大火烧沸，改用文火煮至大米熟烂，加入适量白糖，即可食用。每日可食1次。

有滋养肝肾、养血明目、益气和中的作用。适用于头晕目眩，视力下降，耳鸣，腰膝酸软，须发早白，肠燥便秘，妇女产后失血所致的贫血等。

2. 桑椹柠檬酒：桑椹 500 克，柠檬 2 个，白糖 150 克，米酒 1000 克。

将桑椹洗净（最好购买新鲜桑葚），柠檬洗净、切片，一同放到酒瓶中，再将米酒倒入瓶中，密封保存，经过 15 天（时间再长一些效果更好），即可饮用。饮用时可以加入适量白糖，调节口味。

有滋阴液、养心脉的作用。

适用于头晕眼花，耳鸣，腰膝酸软等症。

3. 桑椹桂圆饮：鲜桑椹 60 克，桂圆 30 克。

将桑椹、桂圆洗净，放入锅内，加入适量清水，煮 20 分钟，即可食用。

有益肾补血的作用。适用于贫血者。

4. 桑椹饮：桑椹 40 克，冰糖 20 克。

将桑椹洗净，放入杯内，加入冰糖，用沸水冲泡，即可饮用。

有生津、滋津的作用。适用于肠道津液不足所致的大便干燥。

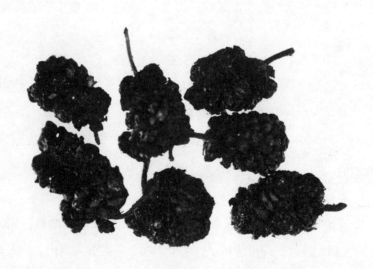

桑叶

别名：铁扇子、家桑叶、双叶。

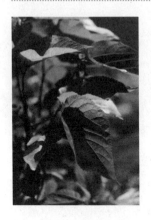

■ 本草纲目摘录

[**性味**]苦、甘，寒，有小毒。

[**主治**]除寒热，出汗。汁：解蜈蚣毒。煎浓汁服，能除脚气水肿，利大小肠。炙熟煎饮，代茶止渴。煎饮。利五脏，通关节，下气。

■ 现代论述

[**性味**]甘、苦，寒。

[**功效与主治**]有疏风散热、清肝明目、清肺润燥的功效。适用于风热感冒，肺热燥咳，头晕头痛，目赤眼花等症。

桑叶为桑科植物桑的干燥叶。初霜后采收，除去杂质，晒干。

● 药材选购

药材大多已经皱缩、破碎，完整者尚有叶柄。叶片为卵形或宽卵形，上表面黄绿色，下表面颜色稍浅。质地薄脆，很容易破碎。

商品以叶片大、颜色黄绿色者为佳品。

● 储存方法

放在干燥处储存，防霉变、防虫蛀。

》食疗方

1. **桑叶猪肝汤：**桑叶30克，新鲜猪肝100克。

将桑叶洗净（如有新鲜桑叶更佳），新鲜猪肝在清水中浸泡10～20分钟，捞出，控去水分，切成薄片。在锅内加入适量清水，放入桑叶，煮沸5分钟，再放入猪肝，待猪肝煮熟（不能长时间煮，以免猪肝过老），加入调料（精盐、味精），即可食猪肝、喝汤，味极鲜美。

有养肝明目的作用。适用于结膜炎患者。夜盲症者经常食用，有利于治疗。

2. <u>桑叶粥</u>：桑叶 10 克，大米 100 克。

将桑叶洗净、切片（或撕碎），放入锅内，加入适量清水，煮 20 分钟，捞出桑叶。再将淘净的大米放入锅内，加入适量清水，煮沸后，改用文火煮至大米熟烂，加入适量白糖，即可食用。

有疏风清热、清肝明目、清肺润燥的作用。适用于外感风热之发热，头痛，咳嗽，咽喉干痛等症。

3. <u>桑叶荷叶粥</u>：桑叶 10 克，鲜荷叶 1 张，大米 100 克。

将桑叶、新鲜荷叶洗净，放入锅内，加入适量清水，煮 20 分钟，捞出叶片。再将淘净的大米放入锅内，加入适量清水，煮至大米熟烂，加入适量白糖，即可食用。可在早、晚餐时温服。

有降血压、降血脂、散瘀血、解暑热的作用。适用于高血压，高血脂症，肥胖症等。

4. <u>桑叶菊花饮</u>：桑叶 10 克，菊花 10 克，薄荷 10 克，甘草 10 克。

将上述 4 种中药洗净，甘草切片，一起放入杯内，用沸水冲泡，可作为茶饮。

适用于风热感冒患者。

5. <u>桑叶梨杏饮</u>：桑叶 30 克，梨 60 克，杏仁 10 克。

将桑叶洗净、揉碎，和梨、杏仁一起放入锅内，煮 20 分钟，即可饮用。

有防治感冒的作用。

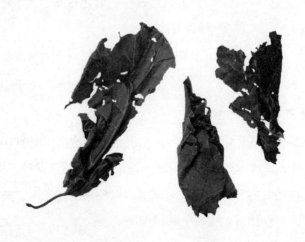

栀子

别名：山栀子、红栀子、黄栀子。

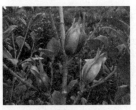

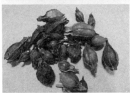

栀子为茜草科植物栀子的干燥成熟果实。秋季果实成熟后采收，洗净，去掉杂质，在沸水中略烫或上锅蒸至上汽即可取出，晒干。

■ **本草纲目摘录**

[**性味**] 苦，寒，无毒。

[**主治**] 五内邪气，胃中热气，面赤酒疱齇鼻，白癞赤癞疮疡。疗目赤热痛，胸心大小肠大热，心中烦闷。去热毒风，除时疾热，解五种黄病，利五淋，通小便，解消渴，明目。主中恶，杀䘌虫毒。治吐血衄血，血痢下血血淋，损伤瘀血，及伤寒劳复，热厥头痛，疝气，汤火伤。

■ **现代论述**

[**性味**] 苦，寒。

[**功效与主治**] 有泻火除烦、清热利尿、凉血解毒的功效。适用于热病心烦，黄疸尿赤，血热吐衄，目赤肿痛，火毒疮疡等症。

● **药材选购**

药材呈长卵圆形，长 1.5 ~ 3.5 厘米。表面红黄色，有 6 条翅状纵棱，并有分枝。果皮薄而脆，稍有光泽。

商品以个大、皮薄、饱满、颜色为红色者为佳品。

● **储存方法**

放在阴凉干燥处储存，防潮。

》**食疗方**

1. **栀子粥**：栀子 5 克，大米 100 克。

将栀子洗净，碾成细末。大米淘净，放入锅内，加入适量清水，煮沸后，改用文火煮至大米半熟时，将栀子粉倒入锅内，煮至大米熟烂，即可食用。

🍃 有清热泻火的作用。适用于急性乳腺炎，急性结膜炎，黄疸性肝炎等。不宜久服、多服，大便泄泻者忌用。

2. 栀子鲜藕茅根粥：栀子10克，鲜藕60克，白茅根30克，大米100克。

将栀子洗净，研成细末，备用。鲜藕洗净、切片，白茅根洗净、切段。先将白茅根放入锅内，加入适量清水，煮30分钟，捞出白茅根，再将鲜藕片和大米放入锅内，加入适量清水，煮沸后，改用文火煮至大米快熟时，放入栀子粉，再煮至大米熟烂，即可食用。

🍃 有清热生津、凉血止血的作用。适用于胃热吐血等症。

3. 栀子连柏酒：栀子30克，黄柏50克，黄连10克，米酒500克。

将栀子洗净，黄柏洗净、切丝，黄连洗净、切片，一同包扎成药袋，放入锅内，加入米酒，煮5分钟，即可饮用。

🍃 有清热解毒、止血的作用。适用于口舌生疮，牙龈出血。每日2次，每次30毫升。

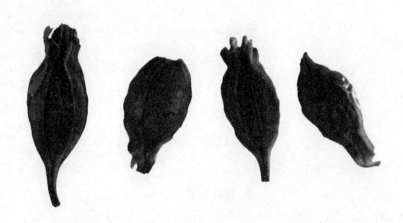

酸枣仁

别名： 山枣仁、山酸枣。

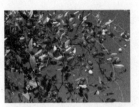

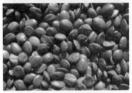

酸枣仁为鼠李科植物酸枣的干燥成熟种子。秋末冬初酸枣成熟时采摘果实，碾破外皮，除去果肉和核壳，采集种子，晒干。

■ **本草纲目摘录**

[**性味**] 酸，平，无毒。

[**主治**] 心腹寒热，邪结气聚，四肢酸痛湿痹。久服，安五脏，轻身延年。烦心不得眠，脐上下痛，血转久泄，虚汗烦渴，补中，益肝气，坚筋骨，助阴气，能令人肥健。

■ **现代论述**

[**性味**] 甘、酸，平。

[**功效与主治**] 有宁心、补肝、敛汗、生津的功效。适用于虚烦不眠，惊悸多梦，体虚多汗，津伤口渴等症。

● **药材选购**

药材呈扁圆形，长 3 ~ 9 毫米。表面紫红色或紫褐色，平滑。种皮较脆，胚乳白色，子叶浅黄色。

商品以粒大、饱满、紫红色、光滑油润、无杂质者为佳品。

● **储存方法**

放在阴凉干燥处储存，防泛油、防虫蛀。

231

》食疗方

1. 酸枣仁熟地粥： 酸枣仁 10 克，熟地黄 10 克，大米 100 克。

将酸枣仁洗净，稍加煸炒（酸枣仁不能久炒，否则会失去镇静效果），再研碎，熟地黄洗净、切片，一起放入锅内，加入适量清水，煮 20 分钟，捞出药材。将大米淘净，放入锅内，再加入适量清水，煮沸后，改用文火煮至大米熟烂，即可食用。

🌿 有养阴益肝、补心安神的作用。适用于心肝两虚，心烦不眠等症。

2.酸枣仁炖猪心: 酸枣仁15克，茯苓15克，远志5克，猪心1个。

将酸枣仁洗净、微炒，茯苓、远志洗净、切段，猪心洗净，纵向剖开，切成4块，用开水焯一下，去掉淤血浮沫，一起放入锅内，加入适量清水共煮，同时去掉浮沫，煮沸后，改用文火炖15分钟，煮至猪心熟透，即可食用。注意猪心不宜多煮，否则猪心发硬，难以食用。

🌿 有镇静、催眠、镇痛、降温的作用。适用于心悸不宁，失眠多梦，记忆力减退等。

3.酸枣仁烧泥鳅: 酸枣仁50克，泥鳅50克。

将酸枣仁洗净，泥鳅杀死，除去内脏，洗净、切段，一起放入锅内，加入适量清水和调料（葱段、姜丝、料酒、精盐），煮沸后，改用文火煮15分钟，即可食用。

🌿 有补益心脾的作用。适用于阳痿，夜寐不安等症。

4.酸枣仁龙眼饮: 酸枣仁10克，龙眼10克，芡实10克。

将酸枣仁炒黄，研碎，用纱布包好。芡实洗净，放入锅内，加入适量清水，煮30分钟，把酸枣仁和龙眼放入锅内，再煮30分钟，捞出酸枣仁，加入适量白糖，即可吃龙眼肉及芡实，饮用汤汁。

🌿 有调心养性、壮腰健肾的作用。适用于失眠，健忘等症。

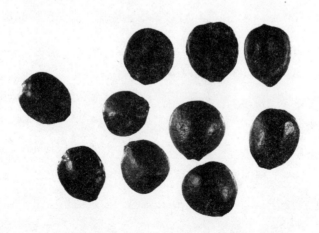

金樱子

别名：刺梨子、灯笼果。

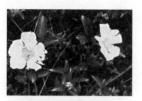

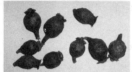

金樱子为蔷薇科植物金樱子的干燥成熟果实。10～11月果实成熟变红时采收，干燥，除去毛刺。

■ 本草纲目摘录

[**性味**]酸、涩，平，无毒。

[**主治**]脾泄下痢，止小便利，涩精气。久服，令人耐寒轻身。

■ 现代论述

[**性味**]酸、甘、涩，平。

[**功效与主治**]有固精缩尿、涩肠止泻的功效。适用于遗精滑精，遗尿尿频，崩漏带下，久泻久痢。

● 药材选购

药材呈倒卵形。表面红黄色或红棕色，有突起的棕色小点。顶端有盘状花萼残基，花托内有多数坚硬小瘦果。

商品以个大均匀、红黄色、去净毛刺者为佳品。

● 储存方法

放在干燥处贮藏，防潮、防虫蛀。

》食疗方

1. **金樱子酒：**金樱子50克，白酒（60度）250毫升。

将金樱子洗净，放入有250毫升白酒的瓶中，浸泡10～20天，即可饮用。每次25毫升。

🌿有收涩止遗、补肾壮阳的作用。适用于治疗小便频繁，早泄，遗精。

2. **金樱子粥：**金樱子50克，大米100克。

先将金樱子洗净，放入锅内，加入适量清水，煮沸后，捞出药渣。再将洗净的大米放入锅内,煮至大米熟烂,即可食用。

🌿 有补肾固精、利小便、止泻的作用。

3.金樱子炖鸡:金樱子30克,母鸡1只。

将母鸡洗净,用水焯过,再把金樱子及调料包（料酒、葱段、姜片、桂皮、花椒）放入鸡肚内,放入锅内,加入适量清水,煮沸后,改用文火煮至鸡肉熟烂,再加入酱油调味,取出切块,即可食用。

🌿 有益气养血、补肾固精的作用。适用于多梦遗精,心中烦热,头晕耳鸣。

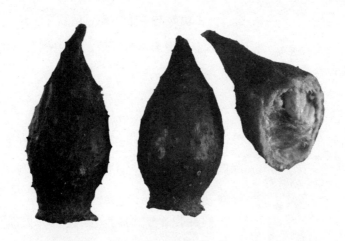

女贞子

别名： 女贞实、冬青子。

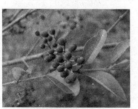

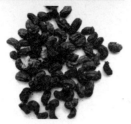

女贞子为木犀科植物女贞的干燥成熟果实。冬季果实成熟时采收，除去枝叶，稍蒸或置沸水中略烫后，干燥；或直接干燥。

■ **本草纲目摘录**

[性味] 苦，平，无毒。

[主治] 补中，安五脏，养精神，除百病。久服，肥健轻身不老。强阴，健腰膝，变白发，明目。

■ **现代论述**

[性味] 甘、苦，凉。

[功效与主治] 有滋补肝肾、明目乌发的功效。适用于眩晕耳鸣，腰膝酸软，须发早白，目暗不明。

● **药材选购**

药材呈卵形、椭圆形或肾形。表面黑紫色或灰黑色，皱缩不平，基部有果梗痕或具宿萼及短梗。体轻。外果皮薄；中果皮较松软，易剥离；内果皮木质，黄棕色，具纵棱，破开后种子通常为1粒，肾形，紫黑色，油性。

● **储存方法**

放在干燥处贮藏，防霉变、防虫蛀。

》食疗方

1. **女贞子粥：** 女贞子15克，大米100克，白糖适量。

将女贞子、大米洗净，放入锅中，加入适量清水，煮至大米熟烂，加入适量白糖，即可食用。

🌿 有滋补肝肾、明目养阴的作用。适用于头晕目眩，视物昏花，眼目干涩，视力减退，腰膝酸软，须发早白等。

2. **女贞子酒**：女贞子 200 克，白酒（50 度）500 毫升。

将女贞子洗净，先放入锅内蒸熟，再放入白酒中，密封 20 天，即可服用。每日 1 ~ 2 次，每次 10 毫升。

🍃 有补益肝肾、抗衰祛斑的作用。适用于老年褐斑，腰膝酸软，头晕目眩，肢体乏力，须发早白，心烦失眠等症。

3. **女贞首乌黑豆饮**：女贞子 20 克，何首乌 15 克，黑豆 10 克。

将女贞子、黑豆洗净，何首乌洗净、切片，一同放入锅内，加入适量清水，煮沸后，放入保温瓶，即可饮用。

🍃 有防治少白头的作用。

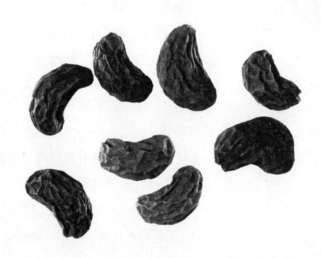

刺五加

别名：五加参、老虎镣子、刺拐棒。

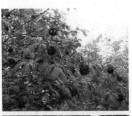
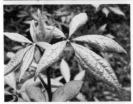
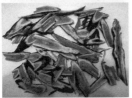
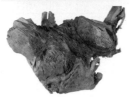

■ **本草纲目摘录**

[**性味**] 辛，温，无毒。

[**主治**] 心腹疝气腹痛，益气疗躄，小儿三岁不能行，疽疮阴蚀。男子阴痿，囊下湿，小便余沥，女人阴痒及腰脊痛，两脚疼痹风弱，五缓虚羸，补中益精，坚筋骨，强志意。久服，轻身耐老。

■ **现代论述**

[**性味**] 辛、微苦，温。

[**功效与主治**] 有益气健脾、补肾安神的功效。适用于脾肺气虚，体虚乏力，食欲不振，肺肾两虚，久咳虚咳，肾虚腰膝酸痛，心脾不足，失眠多梦等症。五加叶有散风除湿、活血止痛、清热解毒的功效。

刺五加为五加科植物刺五加的干燥根、根茎和地上茎。春、秋二季采收，洗净，干燥。

● **药材选购**

药材呈类圆形或不规则形。根和根茎外表皮灰褐色或黑褐色，粗糙，有细纵沟和皱纹，皮较薄，有的剥落，剥落处呈灰黄色；茎外表皮浅灰色或灰褐色，无刺，幼枝黄褐色，密生细刺。切面黄白色，纤维性，茎的皮部薄，木部宽广，中心有髓。根和根茎有特异香气。味微辛、稍苦、涩；茎气微，味微辛。

● **储存方法**

放在通风干燥处储存，防霉变。

● **饮食宜忌**

儿童、孕妇慎用。

》食疗方

1. 刺五加炖鸡：刺五加 25 克，三黄鸡 1 只（1000 克），枸杞 10 粒。

将刺五加茎洗净、切段，三黄鸡去掉内脏，洗净、切块，一起放入锅内，再放入枸杞叶，加入适量清水，烧沸后，改用文火炖至鸡肉熟烂，即可食用。以每日饮用为好，每次饮用不能超过 25 毫升，不能当作一般白酒饮用。

2. 刺五加小豆粥：刺五加 50 克，赤小豆 50 克，大枣 10 枚，大米 100 克。

先将刺五加洗净，放入锅内，加入适量清水，煮 30 分钟，捞出刺五加。再将赤小豆、大枣洗净，大米淘净，一起放入锅内，加入适量清水，煮沸后，改用文火煮至赤小豆、大米熟烂，即可食用。根据个人口味，可加入适量白绵糖。

3. 刺五加酒：刺五加根茎或茎 100 克，白酒（50 度）500 克。

将刺五加洗净、切段，放入白酒内，密封保存 15 天，即可开封服用。

🌿 有轻身耐老、坚筋骨、除风湿的作用。平时可作为保健美容药酒。尤适合腰足软弱无力及风湿关节疼痛的中老年人服用。

4. 刺五加叶炒鸡蛋：刺五加叶 50 克，鸡蛋 2 个。

将新鲜刺五加叶洗净、切碎。先在油锅内把鸡蛋炒熟，再加入刺五加叶和调料（葱末、精盐、鸡精），炒熟，即可食用。

🌿 有促眠的作用，常食还可以强身健体。

5. 刺五加叶茶：刺五加叶 5 克。

将鲜刺五加叶洗净，放入杯中，用沸水冲泡，即可当茶饮。

🌿 适用于失眠，食欲不振等症。

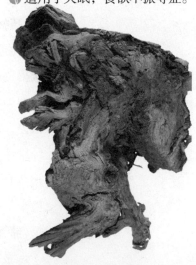

枸杞

别名：枸杞子、宁夏枸杞、枸杞果。

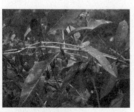

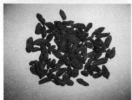

枸杞为茄科植物宁夏枸杞的干燥成熟果实。夏、秋二季果实呈红色时采收，热风烘干，除去果梗。或晾至皮皱后，晒干，除去果梗。

■ 本草纲目摘录

[**性味**] 甘，平。

[**主治**] 主五内邪气，热中消渴。久服，坚筋骨，轻身不老，耐寒暑。补精气诸不足，易颜色，变白，明目安神，令人长寿。和羊肉作羹，益人，除风明目。作饮代茶，止渴，消热烦，益阳事，解面毒。

■ 现代论述

[**性味**] 甘，平。

[**功效与主治**] 有滋补肝肾、益精明目的功效。适用于肝肾阴虚，精血不足，腰膝酸痛，视力减退，头晕目眩等。

● 药材选购

药材呈椭圆形或长卵形，长 1.5 ~ 2 厘米。表面鲜红色，陈旧者紫红色，有不规则皱纹，略有光泽。顶端有小凸起状花柱基，基部有稍向下凹的白色果梗痕。质地柔软滋润，果肉肉质，柔润而有黏性。味甜，微酸苦，嚼之唾液呈红黄色。

商品以粒大、色红、肉厚、质地柔润、味甜者为佳品。

● 储存方法

放在阴凉干燥处储存，防潮、防霉变、防鼠咬。

● 饮食宜忌

脾虚便稀、感冒发热、消化不良者不宜服用枸杞。

》食疗方

1. 枸杞酒：枸杞30克，鲜地黄40克，白酒（50度）500克。

将枸杞洗净，鲜地黄洗净、切碎，一起放入白酒中，密闭，1个月后即可饮用。

2. 枸杞牛肉汤：枸杞25克，牛肉300克，胡萝卜50克，番茄汁10克。

将枸杞洗净，备用。将牛肉、胡萝卜洗净、切块，一起放入炒锅内煸炒，再加入洋葱片、番茄汁、枸杞、调料（葱段、精盐、酱油、料酒）和适量清水，煮沸后，改用文火煮至牛肉熟烂，即可食用。

有益气养色、润泽肌肤的作用。适用于皮肤干糙，面色苍白，精神疲倦等症。

3. 枸杞桃仁鸡丁：枸杞90克，核桃仁150克，三黄鸡500克。

将枸杞、核桃仁洗净，备用。三黄鸡洗净，切成小块。先将猪油烧到五成热，加入调料（料酒、精盐、味精、胡椒粉、葱段、姜丝），再把鸡块放入锅内快速煸炒，加入适量清水，然后把枸杞和核桃仁（核桃仁可以先炒黄）放入锅内，煮至鸡块熟烂，即可食用。

有补肾强腰、明目益精、补血养颜的作用。尤适宜秋季食用，可有效缓解皮肤干燥。

4. 枸杞鸡蛋：枸杞20克，鸡蛋2个。

将枸杞洗净，鸡蛋打破、搅拌均匀，一起放入碗内，上蒸笼蒸熟，即可食用。每天早、晚各饮1次。

有增强视力的作用。适用于老年人视力衰退、花眼。

5. 枸杞山药粥：枸杞30克，山药60克，大米100克。

将枸杞洗净，山药洗净、切片，大米淘净，一起放入锅内，加入适量清水，煮沸后，改用文火煮至大米熟烂，即可食用。

有滋阴补肾的作用。适用于肾虚腰痛。

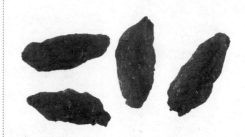

山茶花

别名：宝珠花、红茶花。

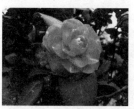

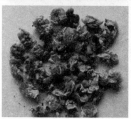

■ **本草纲目摘录**

[**性味**]（缺）

[**主治**]吐血衄血，肠风下血，并用红者为末，入童溺、姜汁及酒调服，可代郁金。汤火伤灼，研末，麻油调涂。

■ **现代论述**

[**性味**]甘、苦、辛，凉。

[**功效与主治**]有凉血止血、散瘀消肿的功效。适用于吐血，衄血，咳血，便血，痔血，烫伤，跌扑损伤等症。

山茶花为山茶科植物山茶的干燥花蕾。春季花朵盛开期采收，晒干或烘干。

● **药材选购**

药材呈卵圆形，开放花呈不规则扁盘状。表面红色、黄棕色或棕褐色，萼片棕红色，革质，背面密布灰白色绢丝样细绒毛；花瓣5～7个或更多，上部呈卵圆形，先端微凹，下部色较深，基部连合成一体，纸质。

商品以色红、未开放者为佳品。

● **储存方法**

放在干燥处贮藏，防霉变、防虫蛀。

》食疗方

1. 山茶花粥：山茶花10克，大米100克，白糖适量。

将山茶花研碎成末，备用。大米洗净，放入锅内，加入适量清水煮粥，快熟烂时将山茶花末和白糖放入锅内稍煮，即可食用。

🌿有凉血止血、润肺养阴之功效。适用于痔疮出血，痢疾等症。

2.**山茶花丝瓜汤**：山茶花10克，丝瓜50克，冰糖适量。

将山茶花洗净，丝瓜洗净、切成细丝，一同放入锅内，加入适量清水，煮15分钟，即可饮用。

🌿有凉血止血之功效。

3.**山茶花鸡蛋汤**：山茶花20克，鸡蛋2个。

将山茶花洗净，放入锅内，加入适量清水，煮沸后，将鸡蛋打入锅内，做成蛋花，加入适量白糖，即可饮用。

🌿有清热补虚功效。

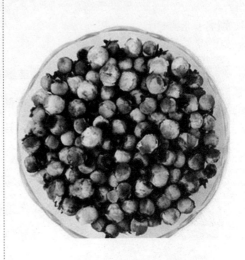

茯苓

别名： 茯灵、白茯苓、白糕、松苓。

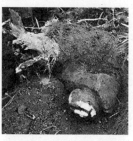

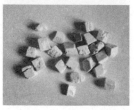

茯苓为多孔菌科真菌茯苓的干燥菌核。多于7～9月采挖，挖出后除去泥沙，堆置"发汗"后，摊开晾至表面干燥，再"发汗"，反复数次至现皱纹、内部水分大部散失后，阴干，称为"茯苓个"；或将鲜茯苓按不同部位切制，阴干，分别称为"茯苓皮"及"茯苓块"。

■ 本草纲目摘录

[**性味**] 甘，平，无毒。

[**主治**] 胸胁逆气，忧恚惊邪恐悸，心下结痛，寒热烦满咳逆，口焦舌干，利小便。久服，安魂养神，不饥延年。止消渴好睡，大腹淋沥，膈中痰水，水肿淋结，开胸腑，调脏气，伐肾邪，长阴，益气力，保神气。补五劳七伤，开心益志，止健忘，暖腰膝，安胎。

■ 现代论述

[**性味**] 甘、淡，平。

[**功效与主治**] 有利水渗湿、健脾宁心的功效。适用于水肿尿少，痰饮眩悸，脾虚食少，心神不安，惊悸失眠等症。

● 药材选购

药材呈球形、椭圆形和不规则形，大小不一。外皮棕褐色。体重，质地坚硬。内部为白色，少数淡红色。

商品以体重、质地坚实、外皮褐色稍有光泽、有深皱纹、横断面白色、细腻、黏性强者为佳品。

● 储存方法

放在阴凉干燥处储存，防潮。

》食疗方

1. 茯苓粥： 茯苓15克，大米100克。

将茯苓研成细粉，大米淘净，一起放入锅中，加入适量清水，烧沸后，

改用文火熬至大米熟烂，加入调料（鸡精、精盐和胡椒粉），即可食用。

🍃 有健脾利湿的作用。适用于老年性肥胖症。

2. 茯苓蜜梨：茯苓 10 克，川贝母 5 克，梨 500 克，蜂蜜 250 克。

将茯苓洗净，切成小块；川贝母洗净；梨洗净，切去梨把，掏去内核，切成小丁。先将茯苓、川贝母放入锅内，加入适量清水，煮至熟烂，再把梨肉和蜂蜜倒入锅内，继续煮至梨熟，即可食用。

🍃 此食疗方为民间清热润肺止咳方。有清热生津、润肺化痰、止咳平喘、健脾利胃、利水渗湿、宁心安神的作用。经常食用有养颜美容、抗衰老、使皮肤滑润细嫩、增加弹性的作用。

3. 茯苓泽泻鸡：茯苓 50 克，泽泻 50 克，三黄鸡 1 只（750 克左右）。

将茯苓、泽泻洗净，鸡洗净，去掉内脏。把茯苓和泽泻放入鸡腹内，加入料酒，上蒸笼蒸至鸡肉熟烂，即可食用。

🍃 有宁心安神、利水渗湿的作用。适用于心神不安，惊悸失眠，妊娠水肿等症。

4. 茯苓山药炖猪肚：茯苓 50 克，山药 100 克，猪肚 1 个。

将茯苓、山药洗净，切成小段；猪肚洗净，去掉浮沫。把茯苓和山药段放入猪肚内，加入料酒和精盐，将猪肚口捆扎结实，放入锅内，加入适量清水，煮沸后，改用文火炖至猪肚熟烂，将猪肚剖开，取出茯苓、山药，即可食用猪肚。将茯苓和山药冷却后烘干，研成细末，装入瓶内，当作药服用。每次 6 ~ 10 克，每日 3 次，温开水送服。

🍃 有补肾益胃、健脾渗湿的作用。适用于糖尿病患者。

第七章 鳞部（2种）

海马

别名：水马、对海马、海蛆。

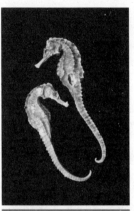

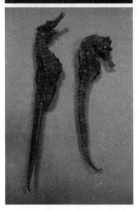

海马为海龙科动物多种海马的干燥体。夏、秋两季捕捞，洗净，晒干。

■ 本草纲目摘录

[**性味**] 甘，温、平，无毒。

[**主治**] 妇人难产，带之于身，甚验。临时烧末饮服，并手握之，即易产。主产难及血气痛。暖水脏，壮阳道，消瘕块，治疗疮肿毒。

■ 现代论述

[**性味**] 甘，温。

[**功效与主治**] 有温肾壮阳、散结消肿的功效。适用于阳痿，遗尿，肾虚作喘，跌打损伤等症。

● 药材选购

药材呈扁长形而弯曲。头略似马头，不同种海马体长不一，7～30厘米不等。身体可为黄白色、黑褐色、黄褐色。前方有1个管状长吻，身体上有瓦楞状环纹。体轻，骨质，坚硬。

商品以个大、颜色黄白色、身体完整、头尾齐全、干净者为佳品。

● 储存方法

放在阴凉干燥处储存，防潮、防霉变、防虫蛀。

》食疗方

1.**海马炖羊肉**：海马5只，羊肉500克，枸杞5克，大枣5枚。

将海马、枸杞洗净，羊肉洗净，切成方块，一起放入锅内，加入适量清水和调料（葱段、姜片、胡椒粉、精盐、料酒、白糖），煮沸后，改用文火煮至羊肉熟烂，出锅时撒上香菜末，即可食用。

🍃 有温肾壮阳、活血散瘀、强筋骨、补虚劳、生精血的作用。适用于阳痿，精衰，肾虚腰痛等症。

2.海马虾仁童子鸡：海马10克，虾仁15克，童子鸡1只。

将海马、虾仁用温水洗净，泡10分钟。将童子鸡洗净，切成小块，放入沸水中焯过，放入碗内，再放入海马、虾仁和调料（葱段、姜丝、蒜瓣、精盐、味精、湿淀粉），然后倒入高汤，上蒸笼蒸至鸡肉熟烂，把鸡肉扣入碗中，加入调味料，浇芡汁，即可食用。

🍃 有补精益气、温中壮阳的作用。适用于气虚，阳虚，体质虚弱，乏力，怕冷，早泄等。

3.海马小米粥：海马粉3克，小米100克。

将小米洗净，放入锅内，加入适量清水，煮熟后，加入海马粉，再加适量红糖，即可食用。

🍃 有调经、催产的作用。适用于胎产不下，妇女血崩等症。

4.海马酒：海马2对，白酒500毫米。

将海马研碎，放入有白酒的瓶内，密封，浸泡30天，即可饮用。每晚临睡前饮1小杯。

🍃 有温肾壮阳、活血散寒的作用。适用于畏寒腰酸，神疲乏力，阳痿早泄等。

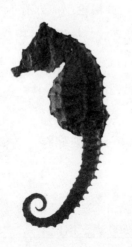
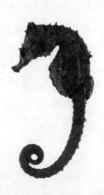

鱼鳔

别名：鳒鳈、鱼肚、鱼鳔胶、白花胶、鱼白、鳔、鱼胶、鱼脬。

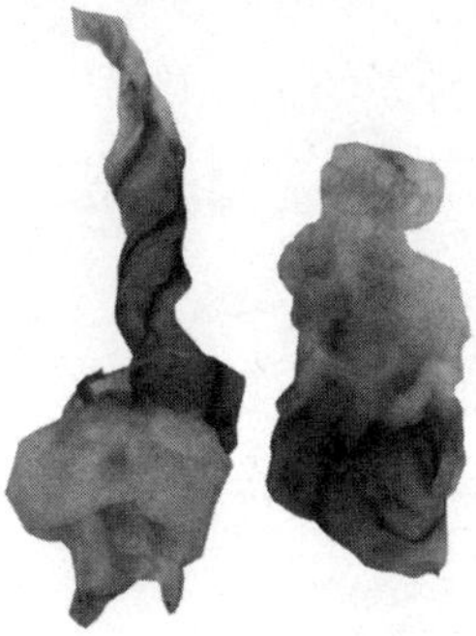

本草纲目摘录治

[性味] 甘，平，无毒。

[主治] 竹木入肉，经久不出者。取白敷疮上四边，肉烂即出。止折伤血出不止。

现代论述

[性味] 甘，平。

[功效与主治] 有补益精血、滋养筋脉、养肝益肾、养血止血的功效。适用于肾虚滑精，吐血，崩漏，腰膝酸软等症。

鱼鳔为石首鱼科动物大黄鱼、小黄鱼或鲟鱼科动物中华鲟、鳇鱼等的鱼鳔干燥而成，为“海味八珍”之一。

药材选购

药材呈长圆形薄片，淡黄色，角质状，略有光泽。黄鱼鳔较小，鳇鱼鳔大，并附有垂带2条。鱼鳔胶呈条形薄板状，黄白色，质地坚韧，不易撕裂，裂断处呈纤维性。入水易膨胀，煮沸则几乎全溶，浓厚的溶液冷却后凝成冻胶，黏性很强。

商品以身干、黄色、质地坚韧者为佳品。

储存方法

放在阴凉干燥处储存，防潮、防虫蛀。

》食疗方

1. **鱼鳔粥：**鱼鳔10克，大米100克。

将鱼鳔（鱼鳔为鱼鳔干燥后制成，不是鱼肚，使用时应注意）发开，洗净，切细，用香油烹炒，与淘净的大米一起放入锅内，加入适量清水，煮沸后，加入调料（葱花、姜末、花椒、精盐、鸡精），煮至大米熟烂，即可食用。

有散瘀血、消肿毒、健脾补血的作用。适用于缺铁性贫血，再生障碍性贫血，白细胞下降等。

2. 鱼鳔葱白饮：鱼鳔 30 克，葱白 10 根。

将鱼鳔洗净、泡软，加入适量清水，煮沸后，加入洗净的葱白，再煮 10 分钟，加入调料（葱段、精盐、鸡精），即可食用。

有补肾益精、息风通阳的作用。适用于肾虚滑精，吐血，创伤出血，痔疮等症。

3. 鱼鳔芡实山药饮：鱼鳔 30 克，芡实 60 克，山药 50 克。

将鱼鳔洗净、泡软，芡实、山药洗净，一起放入锅内，加入适量清水，煮 2 小时，加入调料（葱花、姜丝、精盐、鸡精），即可饮用。

适用于阴虚火旺型遗精。

4. 鱼鳔枸杞饮：鱼鳔 50 克，猪肉 100 克，枸杞 20 克。

将鱼鳔洗净、泡软，切成小条，猪肉洗净、切丝，枸杞洗净，一起放入锅内，加入适量清水，煮沸后，改为文火再煮 1 小时，待猪肉熟烂，即可食用。

适用于肝肾阴虚证。

5. 鱼鳔鹿角酒：黄鱼鳔 50 克，鹿角 50 克，黄酒 500 克。

将黄鱼鳔炒至色黄质脆，鹿角切成薄片，共同研为细末，放入黄酒瓶内，密封，浸泡 7 天，即可饮用。每日 3 次，每次 20 毫升。饮用时，需将药酒摇匀，使药末混匀，药末与酒一同饮服。

有滋阴补肾、强身壮体的作用。适用于肾虚腰痛、腰膝酸痛等症。

第八章　禽部（1种）

鸡内金

别名：鸡胗干、内金、鸡肫皮、鸡胃皮。

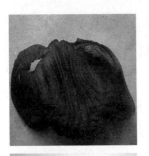

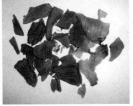

鸡内金为雉科动物家鸡的干燥沙囊内壁。全年可以采收，杀鸡后，取出鸡肫，小心剥下内壁，洗净，干燥。

■ 本草纲目摘录

[**性味**] 甘，平，无毒。

[**主治**] 泻痢。小便频遗，除热止烦。止泄精并尿血，崩中带下，肠风泻血。治小儿食疟，疗大人淋漓反胃，消酒积，主喉闭乳蛾，一切口疮，牙疳诸疮。

■ 现代论述

[**性味**] 甘，平。

[**功效与主治**] 有健胃消食、涩精止遗的功效。适用于食积不消，呕吐泻痢，小儿疳积，遗尿，遗精等症。

● 药材选购

药材呈不规则卷片，厚约2毫米。表面黄色、黄绿色或黄褐色，薄而半透明，有明显的条状皱纹。质地脆弱，容易破碎，折断面角质样，有光泽。气微腥，味微苦。

商品以身干、色黄、完整不破碎者为佳品。

● 储存方法

放在阴凉干燥处储存，防潮。

》食疗方

1. **鸡内金赤小豆**：鸡内金15克，赤小豆50克。

将鸡内金碾碎成细末，备用。赤小豆（红小豆）洗净，放入锅内，加入适量清水，熬煮至赤小豆快熟烂时，缓缓加入鸡内金末，搅匀，再煮至赤小豆熟烂，即可食用。

🌿有清热利湿、消积化瘀的作用。

2. 鸡内金饼：鸡内金 100 克，莱菔子 120 克，焦山楂 200 克，麦芽 200 克，谷芽 20 克，白萝卜 1000 克，面粉 500 克。

将鸡内金、莱菔子、焦山楂、麦芽、谷芽洗净，在炒锅内炒脆，研成细末，备用。将白萝卜洗净，用榨汁机榨出白萝卜汁。将各种药末与面粉混合，加入适量发酵粉、白糖，用萝卜汁拌成面团，做成小饼，放在微波炉内烤熟，即可食用。

🌿有消食化积的作用。

3. 鸡内金橘皮砂仁粥：鸡内金 6 克，橘皮 3 克，砂仁 2 克，大米 100 克。

将鸡内金、橘皮、砂仁洗净，晾干后研成细末，备用。大米淘净，放入锅内，加入适量清水，煮沸后，改用文火将粥煮至半熟，把上述药粉加入粥内，再煮至大米熟烂，加入适量白糖，即可食用。

🌿有消食化滞、理气和胃的作用。

4. 鸡内金末：鸡内金 50 克。

将鸡内金研成细末，放入胶囊中服用。

🌿适用于小儿遗尿。如用于反胃、呕吐等症，用黄酒调服，每次服用 5 克，每日 2 次。

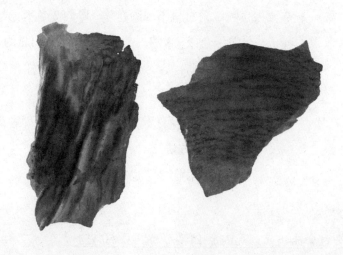

第九章 兽部（2种）

阿胶

别名：驴皮胶、东阿胶、乌胶。

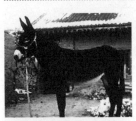

阿胶为马科动物驴的皮经煎煮、浓缩制成的固体胶。

■ 本草纲目摘录

[**性味**] 甘，平，无毒。

[**主治**] 如疟状，腰腹痛，四肢酸痛，女子下血，安胎。久服，轻身益气。丈夫小腹痛，虚劳赢瘦，阴气不足，脚酸不能久立，养肝气。坚筋骨，益气止痢。和血滋阴，除风润燥，化痰清肺，利小便，调大肠，圣药也。

■ 现代论述

[**性味**] 甘，平。

[**功效与主治**] 有补血滋阴、润燥、止血的功效。适用于血虚萎黄，眩晕心悸，心烦不眠，肺燥咳嗽，劳嗽咯血，吐血尿血，便血崩漏等。

● 药材选购

药材呈长方形块，黑褐色，有光泽。质硬而脆，折断面光滑，碎片对光照视呈棕色半透明。气微，味微甘。

商品以颜色乌黑、折断面光亮、半透明、质脆、味甘、没有腥气、经夏不软者为佳品。

● 储存方法

放在阴凉干燥处储存。

》食疗方

1. 阿胶粥：阿胶5克，东北大米100克。

将东北大米淘净，放入锅内，加入适量清水，大火煮沸后改用文火，待大米粥快熟时，将碾碎的阿胶徐徐加入锅内，边加边搅拌，再把粥煮至熟烂，这时，由于添加阿胶粉，粥会变稠，形成胶体状，即可食用。可每日早晨热饮。如为食疗，尚可晚间再喝 1 碗。

🌿 有滋阴补肾、安胎益肺的作用。适用于血虚阴亏、虚烦失眠、虚劳咳嗽等症。

2. 阿胶牛肉汤：阿胶 15 克，牛肉 150 克。

将牛肉切片，与调料（葱段、姜丝、料酒）一起放入砂锅，加入适量清水，烧沸后，改用文火煮至牛肉熟烂，再加入阿胶，待阿胶溶入汤内，即可饮用。

🌿 有滋阴养血、温中健脾的作用。适用于月经不调，经期延后，头昏眼花，心悸少寐，面色萎黄。

3. 阿胶合剂：阿胶 10 克，艾炭 10 克，葱白 10 克。

将阿胶掰碎，和艾炭、洗净的葱白一起放入锅内，加入适量清水，煎煮 30 分钟，即可饮用。需温服。

🌿 适用于妊娠下血。

4. 阿胶酒：阿胶 400 克，黄酒 1500 克。

将阿胶捣碎，放入黄酒中，用文火慢慢熬煮，待烊化后，装入酒瓶，即可饮用。每日 3 次，每次 10 ~ 30 毫升。

🌿 适用于阴虚咳嗽，眩晕心悸，虚劳咯血，吐血，崩漏下血，久患咳嗽等症。

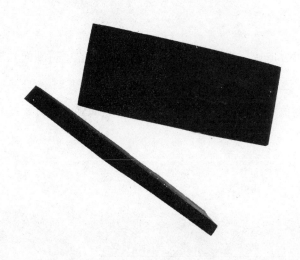

鹿茸

别名：斑龙珠。

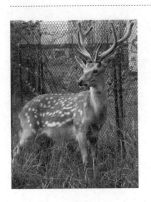

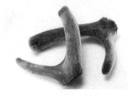

鹿茸为鹿科动物梅花鹿或马鹿的雄鹿未骨化密生茸毛的幼角。前者习称"花鹿茸"，后者习称"马鹿茸"。夏、秋二季锯取鹿茸，经加工后，阴干或烘干。

■ 本草纲目摘录

[**性味**] 甘，温，无毒。

[**主治**] 漏下恶血，寒热惊痫，益气强志，生齿不老。疗虚劳，洒洒如疟，羸瘦，四肢酸疼，腰脊痛，小便数利，泄精溺血，破瘀血在腹，散石淋痈肿，骨中热疽，养骨，安胎下气，杀鬼精物，久服耐老。补男子腰肾虚冷，脚膝无力，夜梦鬼交，精溢自出，女人崩中漏血，赤白带下。

■ 现代论述

[**性味**] 甘、咸，温。

[**功效与主治**] 有壮肾阳、益精血、强筋骨、托疮毒的作用。适用于阳痿滑精，宫冷不孕，羸瘦，神疲畏寒，眩晕，耳鸣耳聋，腰脊冷痛，筋骨痿软，崩漏带下。

● 药材选购

鹿茸片分为厚片和薄片两种。梅花鹿茸尖部切片习称"血片""蜡片"，切面浅棕色或浅黄白色，半透明，微显光泽。中上部切片称"蛋黄片"，切面黄白色或粉白色，中间有极小的蜂窝状细孔。下部称"老角片"，表面粉白色或浅白色，中间有蜂窝状细孔，外皮无骨质或略显骨质，周边灰色，质硬。

● **储存方法**

放在阴凉干燥处贮藏，防霉变、防潮。夏季可放入冰箱保存。

》食疗方

1. 鹿茸山药酒：鹿茸片 10 克，山药 30 克，白酒（50 度）1000 毫升。

将鹿茸片和山药片放入有 1000 毫升白酒的瓶中，密封 20 ~ 30 天，即可饮用。每天早、晚各 1 次，每次 25 毫升。

🌿 有补肾壮阳、益精养血、强壮筋骨的作用。

2. 参茸酒：人参 30 克，鹿茸 10 克，白酒（50 度）1500 毫升。

将人参洗净，切成小段，和鹿茸片一起放入有 1500 毫升白酒的瓶中，密封浸泡 20 ~ 30 天，即可饮用。

🌿 有生精益血、壮阳健骨的作用。适用于肾阳虚衰型女子性欲低下者服用。

3. 鹿茸蒸蛋：鹿茸片 2 片，鸡蛋 2 个。

将鹿茸片研成细末，备用。将鸡蛋打入碗中，放入鹿茸末，再加入适量精盐、胡椒粉，一起搅匀，上蒸锅蒸熟，即可食用。

🌿 有补肾壮阳、益精血、补血的作用。适用于体弱阳虚，精血不足，阳痿或血压偏低者。

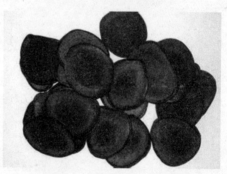

药名索引